臨床薬剤経済学

監修・編者

東京女子医科大学　医学部
医療・病院管理学

上塚 芳郎　　井上 忠夫

篠原出版新社

序　文

　本書は薬剤経済学の入門書である．最近，中央社会保険医療協議会（中医協）の場においても，限られた資源を有効に使うために，医療技術の経済評価の概念を薬価や技術料に導入するという考え方が出てきている．しかし，まだその手法は発展途上であり，今後の研究の積み重ねが必要である．

　薬剤師は，薬剤経済学の原理と方法を臨床の現場に応用し実践する第一のヘルス・ケア専門家であると言っても過言ではない．薬剤師が従来の薬剤業務に薬剤経済学を導入することが何故重要であるか？　その主要な理由として，①薬剤経済学は，薬剤師が提供する薬剤関連に関する業務サービス（医薬品情報，病棟業務等）の価値を評価することが出来る．②薬剤経済学は，競合する薬物治療代替案の選択について支援することが出来る．③薬剤経済学は，より優れた薬物治療の実施の決定に関し必要なデータを医療従事者に提供することが出来る．④薬剤経済学は，コストと治療の質及び患者の薬物治療に関する臨床経過を標準化（クリニカルパス等）することで薬剤師を支援することが出来るなどである．

　しかし，多くの薬剤師は，薬剤経済学をどのように薬剤業務に導入するか十分な教育を受けていないため多くの問題を抱えている．これらの問題を解決するための戦略方法をこの本が解決してくれる．文献資料中の薬剤経済学的な評価の結果を用いること，薬剤経済モデルを構築すること，または薬剤師自ら薬剤経済学的な評価を実施することが含まれる．

　また，医師にとっても，目の前の患者に最善の治療を行うことが重要なことであるが，一方で費用対効果に対する重要性の認識はほとんど顧みられなかった．

　薬剤経済学的な評価は医学，薬学，公衆衛生の文献資料に発表されている．これらの文献資料に関する研究を適切に批判し，解釈して真の価値を持つ薬剤は何か決定することが可能となる．しかし，これらの結果を正しく評価し応用するには，主要な薬剤経済学的方法論的に関心を向け習熟しなければならない．

　一方で，これらの薬剤経済原理や方法，理論を実際の薬剤業務にどのように応用できるかについては今日まであまり関心が払われていなかった．薬剤経済学の応用は，薬剤経済的評価の原理や方法，理論を臨床の現場に適用し，医師や患者に薬剤に関する情報提供や薬剤の価値（有効性，安全性，経済性）を定量することにある．しかし薬剤経済学の考えを実際に薬剤業務に応用することは，医学教育・薬学教育の中で十分に行われていないのが事実である．本書では，これらの問題を解決するための手法を中心に記載してあり，臨床現場での医師や薬剤師の意思決定の手助けとしてだけでなく，薬学教育においても十分に対応可能な内容構成となっている．

2013年1月

上塚芳郎

井上忠夫

目　次

第I章　薬剤経済学の文献をどう読むか … 1

第II章　薬剤経済学の文献をどう利用するか … 19

第III章　薬剤経済学の文献データを利用した薬剤評価モデルの作成 … 27

第IV章　薬剤経済学に必要な分析方法 … 41

第V章　薬剤経済学とマルコフモデル理論と応用 … 61

第VI章　薬剤経済学の実践 … 81
循環器疾患と薬剤経済学 … 83
癌化学療法と薬剤経済学 … 91
骨粗鬆症治療と薬剤経済学 … 111
感染症治療と薬剤経済学 … 119
C型慢性肝炎治療と薬剤経済学 … 127
アスピリンとがん予防の薬剤経済学 … 135
薬剤業務と薬剤経済学 ①入院編 … 145
薬剤業務と薬剤経済学 ②採用薬剤の決定 … 153

第 I 章

薬剤経済学の文献をどう読むか

薬剤経済学の文献をどう読むか？（その1）

はじめに

　薬剤師は，医薬品に関する情報提供について薬学領域の専門の立場から意思決定を行わなければならない．薬剤の有効性や安全性だけでなく最近では薬剤経済評価に関する文献は非常に有力な情報源となってきた．インターネットの発達に伴って発表された臨床研究データを迅速かつ効率的に入手可能であるが，それらは必ずしも質的基準を満たしていないものもあり，また，入手した文献を特定の状況（目の前の患者や自分の施設など）にあてはめることはできない場合もある．発表された臨床研究データを，目的，背景，分析手法，研究デザイン，介入，費用，転帰，結果，感度分析，結論などに関した内的妥当性について評価基準を満たしたものであるかどうかを薬剤師は確認する必要がある．したがって，信頼性のある研究結果は，個々の患者の薬物治療，薬剤適正使用ガイドラインの作成，クリニカルパス作成，疾病管理など医薬品に関するさまざまな医療分野における薬剤師の意思決定の最も有力な手助けとなる．特に，薬剤経済学分野においては，研究結果をその医療機関で受け入れたり，再度感度分析を行ったり，単一の研究を集めメタ分析を行ったり，その医療機関の採用医薬品の基準に研究から得られたデータを薬剤経済評価モデルに組み込んだり，あるいは同様の臨床研究を独自に再現したりすることによって，薬剤師は薬剤経済に関する研究結果を利用することが可能である．発表された臨床研究に関する薬剤経済学への応用方法の選択にあたっては，薬物治療の有効性と費用がもたらす影響を十分考慮する必要がある．

　臨床文献に掲載された薬剤経済評価に関するデータは，薬剤師が医薬品に関する情報提供や薬物治療の選択の意思決定を行う際に，従来の治療，副作用，予防に加えより詳細な完全な情報に基づいており薬剤師が臨床業務を行ううえで非常に有力な援助となり得る．したがって，臨床薬剤経済学を実践するには，EBMに対する能力が十分に身に付いているかどうかで決まるであろう．その第一歩が，文献の批判的吟味である．

1. Evidence Based Medicine（EBM）とは

　EBMとは，個々の患者において，その患者に最適な医療を行うために，あいまいな経験や直感に頼らず，根拠に基づいて医療・治療を選択し実践する方法論である．

　過去の経験や慣習が何の根拠もなく医療の現場で実践されると，患者にとってはけっして良い結果とならない場合も起こりうる．その結果，患者にとって不利益になるだけでなく，社会資源（医療費）の浪費となる．EBMは，臨床疫学などの研究成果や実証的な根拠を用いて，効果的で質の高い患者中心の医療を実践するための手技であり手段である．

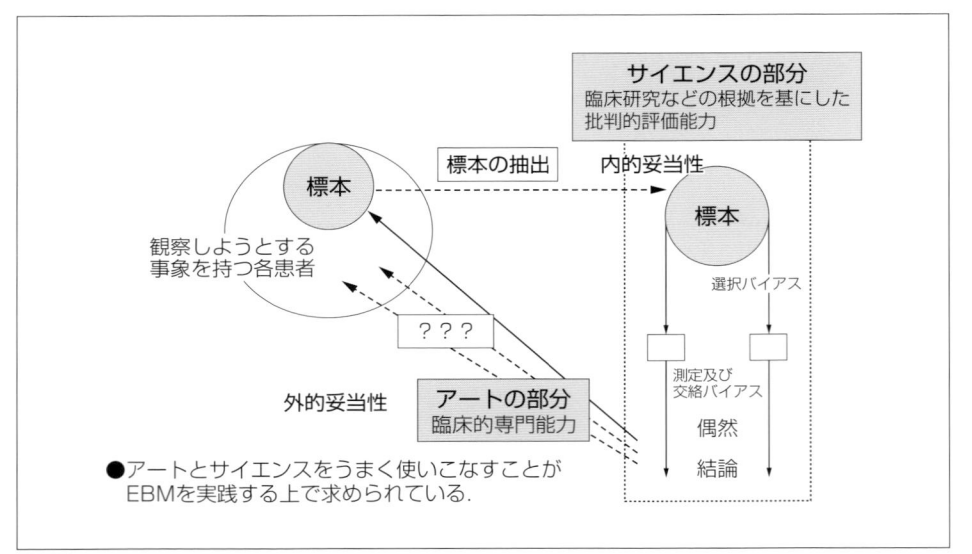

図1 根拠に基づいた医療の実践
　―内的妥当性と外的妥当性―
（臨床疫学：EBM実践のための必須知識，福井次矢監訳より）

　臨床的専門能力は経験に基づく医療のArtの部分であり，外部の根拠を基にした批判的吟味はScienceの部分である．このArt & Scienceの両者があってはじめて最良の医療ができる[1]（図1）.

　EBMの提唱者であるDrサケットは，EBMとは，個々の患者の医療判断の決定に，最善の根拠を良心的かつ明確に（良く考え，誰からも納得できるように）利用することであり実際の有効性や安全性の理解を深め，さらに新しい発見につなげていくと述べている[2].

1) EBMの行動目標

　EBMの行動目標には，次の5つの段階がある．

　第1段階：患者の問題を患者または問題，介入（原因，予後，治療など），介入の比較，結果にまず定式化し解答できように表現する．

　第2段階：問題解決のための必要な情報収集を，能率的にかつ質の高い最適な論文を選択する．

　第3段階：選んだ論文を批判的に吟味する．そのとき，バイアスと偶然の影響を検討することにより，妥当性（真実にどれほど近いか）と有用性（臨床に応用できるか）を吟味する．

　第4段階：論文結果を個別患者に対し適用可能かどうかの判断をする．

　第5段階：われわれの臨床行為を評価する．

　以上，5段階のステップで進められる．

2) EBMの実践のための原著論文の読み方

　薬剤師によるEBMの実践は，なんと言っても原著論文を読みこなせるかどうかにかかっている．EBMの実践の核となるもので，EBMワークショップなどでは，必ずと言って良いほど論文の読み方を学習する．通常，論文は抄録，序論，対象と方法，結果，考察の

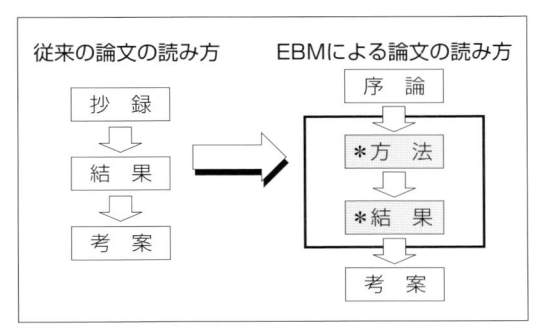

図2 原著論文の読み方

5つの部分からなっている．

　序論では，研究の背景，すなわち，今までの研究成果，従来の研究で不明な事柄，研究に対する仮説などが記載されている．方法の項では，どのような患者に，どのような治療方法で，どのようなエンドポイントで治療効果を判定したのかが書かれており，さらに，治療の割付方法，結果の解析方法などが示されている．結果の項には，治療効果の差が相対リスクなどとその95％信頼区間などで表示されている．

　いままで，われわれ薬剤師は，どのように論文を読んでいたのであろうか？　一般に論文を読むというと，抄録の結論を読んで，結果や考察を読むというような読み方をしてきた．しかし，EBMでは，方法，結果を詳細に読むことが要求される[3]．このことが，EBMワークショップなどで論文の読み方の学習が中心になる理由である．

　原著論文を読む重要なポイントは方法の項を時間をかけて読みこなすことである．研究デザイン，統計学，病態生理学，薬物治療学などの知識をフルに活用して読むことが大切である（図2）．さらに，目的に応じた論文の批判的吟味の方法を身に付けることも必要である．治療，予後，副作用，メタ分析，ガイドライン，判断分析など吟味の方法がJAMA[4～12]で紹介されている（表1～6）．

2. 臨床薬剤経済学とは

　薬剤経済学という学問分野に対する関心が学会などや各薬剤関係雑誌などで最近急速に広まってきている．従来の薬剤経済学といえば，経済学者や行政関連分野の専門家たちにより，用語を定義したり，薬剤経済原理や理論を確立したり，方法論を確立することにもっぱら神経を集中してきた．その一方で，これらの薬剤経済原理や方法，理論を実際の薬剤業務にどのように応用できるかについてはあまり関心が払われていなかった．

　臨床薬剤経済学とは，薬剤師にとって必要な薬剤経済学の有用性が実際に臨床の現場で適用可能かどうか分析し評価し適応する学問である．そして「臨床薬剤経済学の応用」は，薬剤経済評価の原理や方法，理論を臨床の現場に適用し，医師や患者に医薬品に関する情報提供や医薬品の価値（有効性，安全性，経済性）を定量することと定義づけることができる．しかしこれらの考えを実際に臨床の現場において薬剤業務に応用することが本当に可能なのだろうか？　このことは今日多くの薬剤師が直面している課題でもある．

表1 治療に関する論文の批判的吟味[4,5]

A．結論は信頼できるか？
　第1の基準
　　1．患者はrandomizedされているか？
　　2．すべての患者データが適切に結論に反映されているか？
　　　　2-1）経過観察は完全か？
　　　　2-2）患者は割り付けられたグループ内で分析されているか？
　第2の基準
　　1．患者，医療担当者および判定者にとって盲検であるか？
　　2．患者群は似た構成か？
　　3．患者群の取り扱いは試験条件以外は同等か？
B．結論はいかなるものか？
　　1．治療の有効性はどの程度か？
　　2．治療の有効性の評価はどの程度か？
C．結論は自分の患者の治療に役立つか？
　　1．結論を患者の治療に適用できるか？
　　2．臨床的に重要なすべての治療効果は検討されているか？
　　3．想定される治療の利益は起こり得る合併症や費用を上回っているか？

表2 予後に関する論文の批判的吟味[7]

A．結論は信頼できるか？
　第1の基準
　　1．患者群は明確な基準に基づいて選ばれ，患者全体を代表するものとなっているか？
　　2．患者群の病期はそろっているか？
　　3．充分に長い期間，経過観察が行われたか？
　　4．経過観察からの脱落は無視できるくらい少ないか？
　第2の基準
　　1．経過の評価基準は客観的，かつ偏りのないものであるか？
　　2．重要な予後因子について補正などが行われているか？
B．結論はいかなるものか？
　　1．経過観察の行われた期間内に目標とした結果を生じる患者の割合はどのくらいか？
　　2．確率はどのくらい正確か？
C．結論は自分の臨床に役立つであろうか？
　　1．自分の患者に類似した患者が研究の対象となっているか？
　　2．研究の結果に基づいて，直ちに治療を選択することができるだろうか？
　　3．研究の結果は患者への説明に役立つであろうか？

1）臨床薬剤経済学の薬剤業務への応用

薬剤経済学を臨床の現場で薬剤業務に応用する方法として次の3つの方法が考えられる．
(1) 臨床文献の薬剤経済分析データを評価し利用する方法．
(2) モデリングや他の医療機関が提供する薬剤経済分析データソースを用いる方法．
(3) 当該医療機関で薬剤経済の評価研究を行い，得られたデータを用いる方法．

この中で最も一般的な方法としては，臨床文献で発表された薬剤経済分析データを評価し利用する方法である．

表3 副作用に関する論文の批判的吟味[6]

A．結論は信頼できるか？
　第1の基準
　　1．比較されている患者群は，検討の対象としている因子に関して明確な差があるか，それ以外の重要な因子に関して患者群は似ているか？
　　2．副作用を引き起こす因子に対する曝露と副作用の発現は，比較されている患者群において同じ方法で測定されているか？
　　3．経過観察は充分に長い期間にわたって行われているか，かつ，完全に行われているか？
　第2の基準
　　1．曝露と副作用の時間的関係に問題はないか？
　　2．暴露量の増大に伴い，副作用発現のリスクが増大するか？
B．結論はいかなるものか？
　　1．曝露と副作用の間にどの程度の関連性があるか？
　　2．算出されたリスクの精度はどのくらいか？
C．結論は，自分の臨床にとってどのような意味を持つか？
　　1．この研究の結論を，自分の臨床に応用することができるだろうか？
　　2．どの程度のリスクがあるのか？
　　3．副作用に対する発現防止のためにはどんな選択肢治療が，可能であるか？

表4 総説（メタ分析）に関する論文の批判的吟味[8]

A．総説（メタ分析）の結果は，信頼できるか？
　第1の基準
　　1．この総説は，特定された明確な臨床上の疑問に答えているか？
　　2．総説に用いた文献の採用基準は適切か？
　第2の基準
　　1．その総説では，重要な関連研究を漏れなく取り上げているか？
　　2．その総説では，採用した臨床研究の信頼性をどのように評価しているか？
　　3．その総説では臨床研究の評価に再現性があるか？
　　4．その総説では，個々の臨床研究の結論がばらついていないか？
B．総説（メタ分析）の結論は何か？
　　1．その総説の結論はどのような指標で表現されているか？
　　2．この総説の結論はどの程度正確か？
C．総説（メタ分析）の結論は，私が担当している患者に役立つだろうか？
　　1．私が担当している患者に総説の結論をあてはめてもよいであろうか？
　　2．臨床上重要な結論をすべて考慮したか？
　　3．治療がもたらす利益は，それがもたらす害と費用に比べて大きいか？

2）臨床薬剤経済学に関する文献の利用

　薬剤経済学に基づいて医薬品の価値を定量することは，海外ではすでに10数年前から急速に広まってきており，その結果薬剤経済評価に関する文献や出版物の数が薬学，医学，医療経済および公衆衛生誌の誌上で数多く発表されていることからも明らかである．薬剤経済評価に関する研究論文の数は，1993年には同分野において約35,000の論文が発表された[13]．これらの論文の研究方法は，無作為化比較試験，観察試験（コホート研究，対照－症例研究），臨床判断分析モデルなどさまざまな方法を用いてさまざまな状況下で行われた研究結果が報告されている．

表5 ガイドラインに関する論文の批判的吟味[11,12]

A．ガイドラインは信頼できるか？
　第1の基準
　　1．重要な選択肢と結果はすべて考慮されているか？
　　2．資料を検索・選択・統合するために，明示的かつ有効な手法が用いられているか？
　第2の基準
　　1．性質の異なる治療効果に対して，明示的かつ適切な方法で重み付けが行われているか？
　　2．最近の重要な技術進歩がガイドラインで考慮されているか？
　　3．ガイドラインは外部の研究者による評価や確認，再テストを受けているか？
B．ガイドラインの内容はいかなるものか？
　　1．現実的でありかつ臨床上意味のあるガイドラインがなされているか？
　　2．ガイドラインはどの程度の内的および外的妥当性を持っているか？
　　3．ガイドラインで使用されている資料やデータに含まれている不確実性さは，どの程度臨床上の影響を持っているか？
C．あなたの患者の治療において，ガイドラインは役立つだろうか？
　　1．ガイドラインの主要な目的は，あなたの目的と一致しているか？
　　2．ガイドラインを自分の患者に適用できるか？

表6 判断分析に関する論文の批判的吟味[9,10]

A．この臨床判断分析の結論は，信頼できるか？
　　1．すべての重要な臨床の戦略（選択肢）や結果は，含まれたか？
　　2．現実に起こり得る臨床方針のすべてが比較されているか？
　　3．臨床上起こり得る結果のすべてが考慮されたか？
　　4．データを検索し，選択し，組み合わせて確率を決めるうえで，明瞭で適切な方法が使用されているか？
　　5．効用値は信頼できる情報源から明確かつ適切な方法で得られたものであるか？
　　6．データの不確実さによって生じた影響は評価されているか？
B．結論は何であるか？
　　1．基準的数値による（ベースライン）分析において，どちらの選択肢が臨床的に患者にとって有用であるか？
　　　そうでなければ同等であるといえるか？
　　2．分析の根拠となる数値はどの程度信頼できるか？
　　3．不確実なデータを根拠としていることによって結果が変化するか？
C．この臨床判断分析の結論は，実際の診療に役立つか？
　　1．計算に用いた確率は，あなたの患者の臨床的な特徴に合致しているか？
　　2．方針選択の結論について分析で用いられている効用値は，自分の患者の効用値に類似しているか？

　これら多くの文献は薬剤業務を行う薬剤師にとって有力な情報源である．医薬品の経済評価の研究が多数行われているということは，薬剤経済学を薬剤業務に応用する際に文献に依存することを示している．しかし，これらの海外での薬剤経済評価に関した文献の研究結果を利用する前に，薬剤師は，そのデータソースの限界と便益を十分に理解し，医薬品の経済的評価を批判的に吟味する方法を知った上で，文献に発表された研究結果を臨床の現場で応用する必要がある．このことが，薬剤経済学には，EBMが必要である理由の最も重要な要因である．

3）臨床薬剤経済学に関する文献の評価

　薬剤経済に関する問題，たとえば「市中肺炎の薬物治療管理における代替療法として最も有効で経済的な薬剤A，B，Cのどれか？」といった臨床判断を求められた場合，その問題を解決するため適切な文献を検索することが，薬剤経済学を実践する薬剤師にとっての第1段階である．現在のようなインターネット時代の環境であれば，目的とする文献を早く容易に入手することができる．厳密なプロトコールによって研究が行われた無作為化比較試験は十分なエビデンス効力をもって行われており信頼度の高いものである．しかし，無作為化比較試験から得られた薬剤経済評価には従来の治療や予防に関する研究にはない欠点がある．

　そのような研究では，通常適切な方法と試験規模が確保されており，得られたデータは厳密なプロトコールによって行われたものである．このような理想的な状況からでは，薬剤経済評価に関する実際の薬剤使用状況を直接反映していないかもしれない．また，実際の診療パターン，患者人口，薬剤購入費用には違いがあるため，結果を一般化してそれぞれの医療機関の医薬品採用基準やクリニカルパス作成基準，薬物治療の適正使用への適用化は大変難しい作業かもしれない．そのような理由から，薬剤師による臨床業務への応用がなかなか進まない理由の1つと考えられる．

4）臨床薬剤経済学に関する論文の信頼性

　薬剤経済評価に関する研究の増加によって公表された論文の質に問題のあるものが目立つようになった．LeeとSanchezは[14]，1985年から1990年に薬学関係の論文の中で発表された費用—効果および費用—便益分析についての評価をDrummondら[15]が提唱した10項目の基準（表7）を用いて行った例では，50％以上の研究が10項目中7項目の基準を満たしていなかったと報告している．また，Hiskeら[16]は，リウマチ患者と変形性関節症患者の非ステロイド性抗炎症薬の消化性潰瘍に対する予防投与の費用—効果に関するシステマティック・レビューでは，10件の論文のうちDrummondらの10の評価項目が70％以上満たしているものが1件，60％以上が4件，50％以上が4件，50％以下が1件であったと報告している（表8）．

　したがって，薬剤業務に関する経済評価に関する意思決定では，文献に掲載された薬剤経済評価の研究結果を薬剤業務に応用しようとするために，これらの薬剤経済評価研究について批判的に評価できる能力を備えていなければならないことは明確である．ここに，今日の薬剤師が，EBMを十分に理解し，信頼できて利用価値の高い薬剤経済評価研究とはどのようなものかについて詳細に理解していかなければならない．さらに，薬剤経済評価の文献に関する「高度な知識を持った消費者」であるという認識の基に薬剤師は研究結果を正確に解釈しそれぞれの臨床現場に応用できなければならない．

表7 Drummondによる臨床経済学の論文を批判的吟味するための基準[15]

1. 明確に定義した問題を，回答可能な形式で提出しているか？
    1) この論文は，サービス・プログラムの費用と効果を両方とも検討している
    2) この論文は，代替案の比較を行っているか？
    3) 分析の立場を述べているか？また，特定の意思決定を行う状況下で行っているか？
2. 競合する代替案を，包括的に記述しているか（例：誰が，何を，誰に，何処で，どの程度の頻度で）
    1) 重要な代替案が漏れていないか？
    2) 何もしない代替案を考慮しているか？すべきか？
3. プログラムの効果を確認した証拠があるのか？
    無作為化臨床試験で確認されているか？そうでないとしたら，効果の証明は，どの程度の強さなのか？
4. それぞれの代替案について，重要かつ密接に関連する費用と結果をすべて明らかにしているか？
    1) 手にしている研究問題は，十分な範囲にわたっているか？
    2) 関連する立場をすべて取り扱っているか？（地域的・社会的立場，患者および第三者支払機関の立場があげられる．その他の立場も，分析によっては，関連してくる可能性もある）
    3) 運営費用と共に，資本費用を含んでいるか？
5. 費用と結果を，適切な物理的単位で，正確に測定しているか？（例えば，看護時間，往診数，労働損失日，生存年延長）
    1) 把握した項目の中で，測定から漏れているものはないか？漏れているとすると，その後の分析に何か影響を及ぼすことにならないか？
    2) 測定を困難にしている特殊な状況(例えば，資源の共有)があるか？こうした状況を適切に処理しているか？
6. 費用と結果の価値付けは信頼できるか？
    1) すべての価値の出所を明確に把握しているか？（出所としては，市場価値，患者・サービスを受ける者の選好と視点，保健医療専門職の判定がある）
    2) 獲得ないし消費した資源に関する変化に対して市場価格を採用しているか？
    3) 市場価値のないような場合(例：ボランティアの労働)，または，市場価値が実際の価値を反映していない場合(例：格安に診療スペースが寄付された時)，市場価値に近似するよう調節しているか？
    4) 結果の価値付けは，直面する問題に適切なものか？（すなわち，適切な種類の分析(費用－効果，費用－便益，費用－効用)を選択しているか？）
7. 費用と結果について，時期の違いを調節しているか？
    1) 将来の費用と結果を，現在の価値に割引しているか？
    2) 使用した割引率に正当な根拠があるか？
8. 代替案について，費用と効果の増分分析を行っているか？
    代替案をもう1つ付け加えることが追加される(増分)費用と，その結果追加される効果・便益，効用とを比較しているか？
9. 感度分析を行っているか？
    1) 感度分析に用いた価値(研究の要となる変数)の範囲には，正当な根拠があるか？
    2) 研究結果は，数値の変化(仮定した範囲で)に反応するか？
10. 研究結果の提示と考察は，利用者にとって重要な問題をすべて含んでいるか？
    1) 分析の結論は，何か統括的な指標に基づいているか(例：費用－効果比)？そうなら，その指標について，知性を働かせて解釈しているか，それとも機械的に解釈しているか？
    2) 結果を，同じ問題を取り扱った他の調査結果と比較しているか？
    3) 他の状況，患者(サービスを受ける集団)にまで，普遍化できるかどうか，考察しているか？
    4) 検討している選択・意思決定について，他の重要な要因を示唆・考慮しているか？（例：費用と成果の配分，ないし関連する論理的問題）
    5) 実行上の問題について考察しているか？例えば選択したプログラムが，現在の予算などの制限下で，実現可能かどうか？さらに，自由になった資源を他の有益なプログラムに再配置できるかどうか？

表8 薬剤経済学の研究論文の質の判定[16]　評価基準：「＋」，「－」，「？」

項　目	参考文献13)	参考文献14)	参考文献15, 16)	参考文献17)	参考文献18)	参考文献19)	参考文献20)	参考文献21)	参考文献22)	参考文献23)
1. 回答可能な書式で定義の明確な質問が設定されているか？	？	＋	－	＋	－	＋	＋	＋	＋	＋
1.1 費用および効果の両面を検討した研究であるか？	＋	＋	＋	＋	－	＋	＋	＋	＋	＋
1.2 代替治療との比較を行っているか？	＋	＋	＋	＋	＋	＋	＋	＋	＋	＋
1.3 分析の観点が記述されているか？	＋	－	－	＋	＋	＋	＋	＋	＋	＋
2. 代替治療の総合的な記述があるか？	＋	＋	＋	＋	＋	＋	＋	＋	＋	＋
2.1 重要な代替治療が省略されてないか？	＋	＋	＋	＋	＋	＋	＋	＋	＋	＋
2.2 どの処置も受けないという選択肢も考慮されているか？	＋	＋	＋	＋	＋	＋	＋	＋	＋	＋
3. 治療プログラムの有効性は確率しているか？	＋	＋	？	＋	＋	＋	＋	？	＋	＋
3.1 この評価は無作為化，対照試験により実施されたものか？	＋	－	－	？	＋	＋	＋	＋	＋	＋
3.2 臨床試験の総括で有効性が確立しているか？	－	＋	－	＋	＋	－	＋	－	－	－
3.3 有効性を確立するために観察データまたは仮定を使用したか？	＋	＋	＋	＋	＋	＋	＋	＋	＋	＋
4. 重要かつ関連のある費用および治療予後がすべて特定されているか？	＋	＋	－	＋	？	＋	＋	＋	＋	＋
4.1 手持ちの研究質問の範囲は十分であるか？	＋	＋	＋	＋	＋	＋	＋	＋	＋	＋
4.2 関連する観点のすべてを網羅しているか？	？	－	－	＋	？	－	＋	＋	？	－
4.3 処置に必要な開始資金ならびに維持資金を含めたか？	－	－	？	＋	－	－	＋	＋	－	？
5. 費用および治療予後が適切な物理的単位により正確に計測されているか？	＋	＋	＋	＋	＋	＋	＋	＋	＋	＋
5.1 測定項目により特定された項目が欠けていないか？	＋	＋	＋	＋	＋	？	－	＋	＋	＋
5.2 測定が困難となるような特異な状況はあったか？	＋	－	＋	＋	＋	＋	＋	＋	＋	＋
6. 費用および治療予後の値は信頼できるか？	＋	＋	？	＋	＋	＋	＋	＋	＋	？
6.1 すべての値についてその源が明確に特定されているか？	＋	－	＋	＋	＋	＋	＋	＋	＋	＋
6.2 経済的資源における変化について採用した市場価格は上昇したかまたは低下したか？	－	－	－	－	－	－	＋	＋	？	－
6.3 およその市場価格を補正したか？	？	－	？	－	－	－	？	＋	＋	＋
6.4 設問に対する回答の採点が適切であるか？	－	＋	－	＋	－	－	＋	＋	＋	＋
7. 費用と予後は異なる時点ごとに補正されているか？	－	？	－	＋	－	－	＋	＋	＋	＋
7.1 費用と予後は差し引かれてないか？	－	－	－	＋	－	－	＋	＋	＋	＋
7.2 使用した差し引き率についてその妥当性が示されているか？	－	－	＋	＋	－	－	＋	＋	＋	＋
8. 追加分析を実施したか？	－	＋	－	＋	＋	－	－	－	＋	－
8.1 追加費用は追加効果と比較したか？	－	＋	－	＋	＋	－	－	－	＋	－
9. 予測値において不明な部分に対し割当て量を設けてあるか？	＋	＋	＋	＋	＋	＋	＋	＋	＋	＋
9.1 適切な統計分析を実施したか？	＋	＋	＋	＋	＋	＋	＋	＋	＋	＋
9.2 値の範囲の正当性が記述してあるか？	＋	＋	＋	＋	＋	＋	＋	＋	－	＋
9.3 研究結果は値の変化に対する感度がよいか？	？	＋	＋	＋	＋	＋	＋	＋	＋	＋
10. 研究結果は使用者の関心事項をすべて含んでいるか？	＋	＋	？	＋	－	－	＋	？	－	＋	－
10.1 分析からの結果は特定の総括的指標または比率に基づくものか？	＋	＋	＋	＋	＋	＋	＋	＋	－	＋
10.2 結果を他の研究結果と比較しているか？	－	＋	＋	＋	＋	＋	＋	＋	＋	＋
10.3 結果が一般化可能であるかどうか考察しているか？	＋	＋	＋	＋	＋	＋	＋	＋	＋	＋
10.4 その他の重要因子を考慮に入れているか？	＋	＋	－	－	－	＋	＋	＋	＋	＋
10.5 処置の実施については考察しているか？	－	＋	－	＋	－	－	？	－	－	－
「＋」の割合（％）	61	66	55	79	45	53	66	58	68	53

参 考 文 献

1) 福井次矢監訳：臨床疫学EBM実践のための必須知識，医学書院MYW，1999
2) 久繁哲徳監訳：根拠に基づく医療―EBMの実践と教育の方法―，薬事，1998
3) 福井次矢：臨床医の決断と心理，医学書院，1988
4) Evidence-Based Medicine Working Group : Users'Guides to the Medical Literature II. How to Use an Article About Therapy or Prevention A.Are the Results of the Study Valid? JAMA 270, 21 : 2598-2601 1993
5) Evidence-Based Medicine Working Group : Users'Guides to the Medical Literature II. How to Use an Article About Therapy or Prevention. B. What were the Results and Will They Help Me in Caring for My Patients, JAMA 271, 1 : 59-63, 1994
6) Evidence-Based Medicine Working Group : Users'Guides to the Medical Literature.IV. How to Use an Article About Harm. JAMA 271, 20 : 1615-1619, 1994
7) Evidence-Based Medicine Working Group : Users'Guides to the Medical Literature. V. How to use an Article About Prognosis. JAMA 272, 3 : 234-237, 1994
8) Evidence-Based Medicine Working Group : Users'Guides to the Medical Literature.VI. How to Use an Overview. JAMA 272, 3 : 234-237, 1994
9) Evidence-Based Medicine Working Group : Users'Guides to the Medical Literature.VII. How to Use a Clinical Decision Analysis. A. Are the Results of the Study Valid? JAMA 273, 16 : 1292-1295, 1995
10) Evidence-Based Medicine Working Group : Users'Guides to the Medical Literature.VII. How to Use a Clinical Decision Analysis. B. What Are the Results and Will They Help Me in Caring for My Patients? JAMA 273, 20 : 1610-1613, 1995
11) Evidence-Based Medicine Working Group : Users'Guides to the Medical Literature.VIII. How to Use Clinical Practice Guidelines A. Are the Recommendations Valid? JAMA. 274, 7 : 570-574, 1995
12) Evidence-Based Medicine Working Group : Users'Guides to the Medical Literature.VIII. How to Use Clinical Practice Guidelines B. What Are the Recommendations and Will They Help You in Caring for Your Patients? JAMA 274, 20 : 1630-1632, 1995
13) Lisa A Sanchez : Applied pharmacoeconomics : Evaluation and use of pharmacoeconomic data from the literature. American Journal of Health-System Pharmacy, 56 ; 1630-1638, 1999
14) Lee JT, Sanchez LA : Interpretation of cost-effective and soundness of economic evaluations in the pharmacy literature. Am J Hosp Pharm, 48 : 2622-2627, 1991
15) Drummond MF, Stoddart GL et al : Methods for the economic evaluation of health care programmes. Oxford Univ. press, 18-38 : 74-111, 1986
16) Hiske E M van Dieten, Ingeborg B C Korthals-de Bos et al : Systematic review of the cost effectiveness of prophylactic treatments in the prevention of gastropathy in patients with rheumatoid arthritis or osteoarthritis taking non-steroidal anti-inflammatory drugs. Annals of the Rheumatic Diseases, 59(10) : 753-759, 2000

薬剤経済学の文献をどう読むか？(その2)

はじめに

　薬剤師による医薬品情報および薬剤業務関連サービスについては，これらの価値をエビデンスに基づいて定量的に評価して判定し意思決定をすることが重要な課題の1つでありチーム医療の中でも求められている．このような状況において，薬剤経済学の問題は医薬品関連の新しい課題として取り組まなければならない．また，病院に薬剤経済学の概念を適用し，この新しい概念に基づく病院薬剤師の役割を明確にすることを目指していかなければならない．

　薬剤経済学の概念を直ちに現場で実践するための最初の方法の1つとして，すでに発表されている薬剤経済評価研究において提供されている情報を利用することである．この方法を実際に導入し改良することにより，薬剤経済学的見地から便益の多くが実践されるはずである．

　最近では，諸外国の主要な学術雑誌において，各種の治療法や疾患と関連した薬剤経済学についての多数の文献が報告されている．これまでに発表されている薬剤経済学の文献件数は増加傾向にあるが，研究の質に問題のあるものも少なくないのが現状である．したがって，文献から得られたデータの使用およびこれらのデータを一般化して個々の病院に適用する前段階において，EBMの手法にしたがって臨床試験の文献を批判的吟味する場合と同様に，入手可能な薬剤経済学の分析データについて慎重に評価して批評することが必要である．

　今回，すでに報告されている薬剤経済学の質を評価する場合の基準について解説する．

1. 薬剤経済評価に必要な文献の批判的吟味に関するガイドライン

　薬剤経済評価に関する研究のガイドラインや評価基準は，すでに多くのものが公表されている[1]（表1）．薬剤経済評価の文献に関する「高度な知識を持った消費者」であるためには，薬剤師は，これらのガイドラインや評価基準に精通している必要がある．薬剤経済に関するガイドラインの目的は，治療や診断のガイドラインと同様に研究方法を標準化し，起こりうるバイアスを最小に抑え，報告される情報の同等性と信頼性を高めることを意図して作成されている．

1）Drummondらのガイドライン[2]

　薬剤経済学に関する研究を評価するガイドラインの中でも最も幅広く受け入れられているものの1つがDrummondらによって1986年に発表された．10項目の基準を質問形式で設けて，薬剤経済学に関する研究の基本的な内容を読者が評価するのを助けている．この

表1 薬剤経済評価研究のガイドラインに示された基準[1]

基準	Drummond	Udvarhelyi	Sacristan	PhRMA
明確な論点	有	無	有	有
研究の背景	有	有	有	有
研究デザインのタイプ	無	無	有	有
競合する代替品の選択とその詳細	有	無	有	有
競合する代替品を裏付ける証拠	有	無	有	有
経済分析のタイプ	有	無	有	有
データソースと標本の選択	無	無	有	有
費用についての記述	有	有	有	有
間接費用の計算	無	無	有	有
転帰の測定についての記述	有	有	有	有
費用と転帰（便益）の測定	有	無	有	有
費用と転帰の評価	有	無	有	有
割引き	有	有	無	有
費用と転帰のインクリメンタル分析	有	有	有	有
対象期間	無	無	無	有
感度分析	有	有	有	有
臨床試験で行う場合に適した評価	無	無	無	無
認識され議論されている倫理的問題	無	無	有	無
研究の質についての全体的な印象	無	無	有	無
一般化しうるかどうかおよび限界	有	無	有	有
参考事例	無	無	無	無

ガイドラインは意思決定者が評価の対象となっている論文に質の高い研究としての基本的な要件が含まれているかどうかを吟味する助けとなる．Drummondらのガイドラインは多くの研究者の文献評価で用いられてきた．他のガイドラインの評価事項の基礎となっている．

2) Udvarhelyiらのガイドライン[3]

1992年にUdvarhelyiらは費用−効果分析や費用−便益分析に不可欠と考えられる6つの項目について報告している．表1に示された基準のうち6項目しか含まれていないため，これらの要素が費用−効果分析および費用−便益分析を実施・報告する上での最低基準であることを示している．

3) Sacristanらのガイドライン[4]

1993年にSacristanらは薬剤経済評価に関する研究論文の内容と質を評価するためのガイドラインを発表した．このガイドラインは表1に示された基準をほとんどすべて含んでおり，読者が評価尺度を設定しながら研究の質を判断するのに非常に役立つようになっている．

4) 米国製薬工業協会（PhRMA）のガイドライン[5]

米国製薬工業協会（PhRMA）は，薬剤経済評価に関する研究の実施と評価基準を1995年に作成した．これはPhRMA会員企業が薬剤開発の過程で行う薬剤経済評価が確実に質の高いものとなるように，起こりうるバイアスを最小に抑える目的で作成された．このガイドラインでは，──研究デザイン，実施計画書または報告書の内容，費用または資源，

表2 臨床診療の経済的分析のためのユーザーズガイド[6,7]

1. 結果は妥当か？
   1) その分析は医療戦略の全面的経済的比較をもたらしているか？
   2) 費用と結果は適正に測定・評価されているか？
   3) 分析における不確かさについて適切な許容誤差が設定されているか？
   4) 費用と結果の推定値は治療集団内のベースラインリスクと相関しているか？
2. 結果はどうだったか？
   1) 各戦略の費用と結果の増分はどうだったか？
   2) 費用と結果の増分はサブグループで差があるか？
   3) 不確かさの許容誤差は結果をどの程度変えるか？
3. 結果は私の患者のケアに役立つか？
   1) 治療メリットはそれにより生じる不都合や費用を引き受けるに値するか？
   2) 私の患者に同じ健康上の結果を期待できるか？
   3) 私の患者に同じ費用を期待できるか？

効果または便益，データソースおよび他の環境における結果の外挿――が含まれている．薬剤経済評価の研究を実施するための広範な原則の1つひとつにはさまざまな基準が含まれており，その基準に従えば方法論的に信頼できる薬剤経済評価に関する研究の実施が可能となり，薬剤師が薬剤業務上の意思決定のために文献を評価しようとする読者にとって大変有益である．

5) EBMワーキンググループによる経済評価のガイドライン[6]

1997年にヨーク大学，マックマスター大学などのEBMワーキンググループが作成した医学文献ユーザーズガイドシリーズの1つである．このユーザーズガイドは1993年に第1回が掲載されている．基本的構成は，3つの要素からなっている．すなわち，①結果の妥当性の検討，②結果の有用性と費用の効率化および結果の信頼性のレベルの検討，③得られた結果の適用についての検討である（表2）．このガイドラインはEBMを実践するための一連の作業として今後ますます重要となってくる．

諸外国が独自でガイドラインを作成する背景にある理由は，それぞれの国の医療制度上が異なることが理由かもしれない．例えば，薬剤価格を決定するため，あるいは当該薬剤が国家の償還対象と定めた処方薬集のリストに収載すべきかどうかを決定するためにガイドラインが用いられている場合もある．しかしながら，日本での薬剤経済評価に関するガイドラインの作成は遅れている．今後の積極的な取り組みが望まれる．

2. 薬剤師に必要な薬剤経済学に関する文献の批判的吟味の基準

研究結果を実地に応用する前に，薬剤経済的評価の文献を批判的に評価することが先決であるため，薬剤師は文献の批判的吟味に熟練している必要がある．表3は薬剤経済的評価研究を評価する際に薬剤師が確認しなければならない質問項目をまとめたものである[1]．これらの基準は薬剤経済に関する薬剤業務の視点から見て最も関連性が高いと思われる一般的な要素毎に分類されている．基準をこのようにまとめていることで薬剤師は薬剤経済評価研究の結果を体系的に批判的吟味することが可能となり，さらにワークシートとして用いることもできる．

表3 薬剤師のための薬剤経済学に関する文献の批判的吟味基準[1]

1. 研究の目的
   - 分析目的は何か？
   - 分析目的が明確に定義されているか？
   - 明確，簡便，評価可能な目的が設定されているか？

2. 研究の背景
   - 分析の背景は何か？
   - 背景は与えられた問題の範囲に関連しているか？

3. 分析のタイプ
   - 用いられた経済分析法は何か？
   - 経済分析法は適切なものが選ばれ，実際に用いられたか？

4. 研究のデザイン
   - どの研究デザインが用いられたか？
   - データソースは何か？
   - 臨床試験での評価項目は適正であったか？

5. 介入の選択
   - 適切な治療選択肢はすべて検討され記述されているか？
   - 適切な治療選択肢が除外されていないか？
   - 治療選択肢は研究の背景および研究の性格に関連しているか？

6. 費用および影響
   - 費用および影響はどのようなものか？
   - 代替治療法それぞれに関するすべての重要かつ関連する費用および影響が否定的な転帰も含めて確認されているか？
   - 費用および影響は設定された背景に関連しているか？
   - すべてのデータソースが明確に特定され適切なフィジカル・ユニットで測定されているか？

7. 割引き
   - 研究期間は1年以上であったか？
   - 研究は前年のドル価格を用いたものか？
   - 将来発生する費用や影響は割引かれて現在の価値に換算されているか？
   - 用いられた割引率は？
   - その割引率を用いたことについての妥当性は示されているか？

8. 結果
   - 結果は正確で実際に医療上の意思決定者の役に立つものか？
   - 適切な統計的分析手法が用いられているか？
   - インクリメンタル分析は適切で，実際に実施されたか？
   - 研究上の仮定および潜在的限界についてすべて考察されているか？
   - 結果を一般化して他の環境または他の集団に応用することについて考察されているか？

9. 感度分析
   - 感度分析が実施されたか？
   - 重要な変数の範囲の感度は吟味されたか？
   - 適切な変数の変化はみられたか？
   - 結果は予測したトレンドに沿うものだったか？

10. 結論の適用
    - 研究の結論の正当性は示されているか？
    - 日常の薬剤業務へ結論を適用することは可能か？

11. スポンサー
    - 研究は製薬企業などが資金提供したものか，あるいは主催したものか？
    - 研究に対する支援関係が原因でバイアスは生じていないか？

1) 研究の目的

　研究の目的は簡潔に記述されなければならない．研究結果が薬剤業務に利用できるかどうか評価する際には，研究目的を吟味し，現在，薬剤業務で抱えている特定の問題と同一であるかあるいは少なくとも類似しているかどうかを判断しなければならない．

　研究目的は何か？　研究目的が明確に定義されているか？　さらに重要なことは，明確に，簡便，評価可能な目的が設定されているか？　例えば，「化学療法惹起による嘔吐に対して最も価値のある医薬品は何か？」という目的が設定された場合，関連領域が広いために正確な評価を行うことは困難である．なぜならば，化学療法惹起による嘔吐については，急性あるいは遅延性の症状がある．また，化学療法に伴う嘔吐の重篤度は多種多様である（重篤，中等度の重篤，中等度，軽度）．したがって，効率的かつ評価可能な研究目的を設定するならば，「化学療法惹起による急性の重篤な嘔吐を治療する場合，どの$5HT_3$受容体拮抗物質が最も費用効果に優れているか？」とすべきである．

2) 研究の背景

　研究者は1つ以上の背景（例えば患者，医療提供者，医療支払者，社会的立場）を選択して分析を行う必要がある．さらに，費用および確認された結果はその背景と関連していなければならない．これらの結果を利用する前に，問題としている薬剤業務と最も関連がある背景を見つけてそれが評価しようとしている研究の背景と類似しているかどうか判断しなければならない．

　どのような背景で分析が行われたか？　問題を検討するのに適切な背景であったか？　具体的には，患者，医療提供者，医療支払者，社会的立場に基づく分析が挙げられる．適切かつ妥当な研究結果を入手するためには正しい分析の立場を選択することが重要である．例えば，高血圧治療薬の薬剤経済評価研究については，患者側と病院側では著しい隔たりが存在する場合がある．発表されている薬剤経済評価の結果を検証あるいは利用する場合，分析の立場が明確に述べられていることがとくに重要である．

3) 分析のタイプ

　薬剤経済的評価に用いられた方法（費用－最小化，費用－効果，費用－効用，費用－便益，あるいは費用－結果なのか）を明示しなければならない．方法は研究目的にあったものでなければならない．

　どのような研究方法を使用して薬剤経済評価を行ったか（費用－最小化分析，費用－効果分析，費用－効用分析，費用－便益分析，費用分析）？　例えば，費用－最小化分析は治療効果が同等の2種類の薬剤を比較する場合などに適用される．2種類の医薬品が安全性と有効性において異なる場合には，費用－効果分析が最も適切な評価方法とされる．また，特定の研究方法（例：費用・効果分析と費用－最小化分析）を併用する場合もある．

4) 研究のデザイン

　研究デザインの内容について記載されているか？　何をデータソースとして使用したか？　臨床試験の範囲内において薬剤経済学評価を実施する場合，適切な方法で評価が行われているか？　薬剤経済学評価は，前向き研究と後向き研究の両方の方法で実施されることが多い．このような観察試験では通常の治療をより反映する傾向があるが，統計学的有意性に関しては問題が残ることがある．また，開発段階にある医薬品の臨床試験（無作

為比較試験）が実施され，これと同時に医薬品の経済評価が行われる場合もある．このような条件下で収集された経済データについて検討する場合，プロトコールの影響を強く受けたデータであることを認識し，「医療現場」で使用した際の実質的な費用を反映していない点に注意しなければならない．さらに，臨床試験の場合には，被験者が管理され，合併症の発生が低下しているため，実際の臨床医療現場よりも費用と便益性が高くなる傾向にある．

　研究結果が自分の病院や薬剤業務にどの程度関連性があるかを評価するためには，通常の薬物治療がどのように行われているか確認する必要がある．また，研究デザインの長所と短所を知り，どの研究デザインが自分の病院とって受け入れやすいかを判断しなければならない．

5）介入の選択

　研究者は関連する治療選択肢をすべて記述するか，少なくとも列挙する必要がある．比較の対象となる治療および用量は実際に臨床現場でよく使われているものであること，それらの効果が確立されているというエビデンスがあるかどうか確認する．

　適切な比較代替案すべてについて検討がされたか？　個々の比較代替案について完全に報告がされているか？　適切な比較代替案で省略されたものはないか？　分析の立場および試験の臨床的性質に適した比較代替案が選択されたか？　薬剤経済評価の目的は，複数の治療薬を比較して適切なものを選択することであるため，比較代替案に関する分析はとくに重要である．2種類以上の比較代替案について分析が行われなければならない．というのは，1種類の医薬品の費用だけを分析することは部分的な経済評価にすぎないからである．関係する比較代替案についてはすべて報告し，比較代替案に関する試験内容も完全に記載しなければならない．比較対照とされた代替案は，通常の臨床医療で使用されている医薬品でなければならない．例えば，ファモチジンとプラセボの比較分析を行うよりも，ファモチジンとラニチジンの比較分析を行うほうが有用性が高い．なぜならば，通常の臨床現場においては，患者にプラセボを投与することはないからである．

6）費用および影響

　研究者は比較代替案それぞれに関するすべての重要な，かつ関連する費用および結果が確認されなければならない．分析に使用された費用には直接，間接および無形の費用が含まれている．結果は中間的な（2次的結果）ものであるかもしれないし，最終的な（1次的結果）ものであるかもしれない．研究者が用いたデータソースをあなたは信頼しているだろうか？

　費用と結果に関しては，どのようなデータが報告されているか？　分析の背景に適した費用と結果に関するデータが選択されているか？　これらには，ネガティブなデータ（治療無効，有害作用）も含まれているか？　どのような方法で評価されたか？　適切な単位を用いて費用と結果を評価したか？　を確認しなければならない．費用と結果については，個々の比較代替案との関連性においてポジティブ，ネガティブ両方のデータが存在する．ポジティブな結果としては医薬品の有効性（例：術後痛の予防），ネガティブな結果としては，治療の無効および医薬品投与に伴う有害作用の発生（例：呼吸抑制，消化器障害）が挙げられる．これらは場合によっては高い費用を伴う重篤な結果である．薬剤経済学の

分析対象からこれらの重大な結果を除外した場合，正確な分析結果を入手することはできない．

費用と結果については正確に把握し，すべてを報告しなければならない．

7）割引き

理論上，比較代替案は同一時点で行われるべきである．割引き，すなわち時間差を調整するという操作は，未来原価および未来収益を減じて現在価値に計算し直さなければならない．もし研究がかなり長期間にわたって（例えば1年以上）行われたり，あるいは将来の原価節約が予想される場合には，たとえば，脳卒中の予防投与など，適切な割引率（例：5％/年）が適用されなければならない．もし研究が長期間にわたって実施されるものではなく，未来原価や未来収益を見積もる必要がない場合，当然割引きは必要ない．したがって，次のような点を確認しなければならない．経時的な分析が行われているか？ 将来における費用と結果に関しては，現在の価値から割引いて検討されているか？ 使用した割引率について根拠が提示されているか？ 経時的な分析が行われているか？

8）結　果

薬剤師にとって，正確かつ有用な研究結果が報告されているか？ 適切な統計解析が行われているか？ 増分分析が行われているか？ 分析に伴う仮定および限界について十分な考察が加えられているか？ 薬剤経済学分析においては，中間的結果と最終結果を比較する場合が多い（例：mmHg単位による血圧低下と入院治療の回避）．したがって，中間的結果が最終結果を示していると解釈することができる．薬剤経済学の結果は，増分費用分析（一方の医薬品を選択した場合に，追加便益を得るために必要となる追加費用を分析する方法）を行うことにより，正確な増加分に関するデータを表示することも可能である．信頼性の高い分析において報告されている結果を活用することが重要である．このような結果については，個々の状況に当てはめて解釈し，利用することが必要である．

9）感度分析

医療の情報にはある程度の不確実性が存在する．したがって研究者は研究結果の感度分析を行わなければならない．薬剤経済評価を行う場合，ある程度の不確実性と方法論的問題を伴うことは否定できない．したがって，研究者は，特定の変数を変動させたり，分析結果を再計算することにより，感度分析を行う必要がある．感度分析の実施はとくに重要である．例えば，2種類の医薬品について費用・効果分析を行う場合，効果，特定の有害作用の発生，医薬品の仕入れ費用などの特異的変数は，ある一定の範囲内で変動するため，費用・効果比に対する影響が認められる．

10）結論の適用

結論に関しては，証明（内的妥当性）と一般化（外的妥当性）が可能でなければならない．「統計学的に有意」な分析結果に基づく結論が，「臨床的に有意」であるかどうかを検討しなければならない．統計学的に有意な所見であっても，日常の医療行為において，臨床的意義あるいは経済的意義が必ずしもあるとは限らない．研究の結論を自分の病院の臨床現場や薬剤業務に外挿する際に役立つような考察が提供されていなければならない．

11）スポンサー

研究の結果は，スポンサーによる偏った影響が認められるか？ スポンサーによって支

援された分析であるか？　製薬企業によって実施された分析であるか？臨床試験の質を評価するのと同様に，薬剤経済学分析を評価する場合，スポンサーの関与について検討しなければならない．近年，製薬会社において，薬剤経済学評価担当部門あるいは医療経済担当部門が設置されつつある．製薬会社がスポンサーとなって実施された研究の質については，発表されている薬剤経済学評価結果のバイアスなどの問題を客観的に評価しなければならない．

　日本では薬剤経済学に関する研究は，いまだ十分ではない．諸外国では，薬剤経済学評価に関する多くの文献が主要な雑誌などで報告されている．したがって各種の学術雑誌で報告されている薬剤経済に関する情報を適切な方法で利用するためには，日本での医療環境の状況に応じて再評価検討しなければならない．そのためには，文献の妥当性を吟味し，質についても厳重に検証することが必要である．今回，紹介した薬剤師の観点から薬剤経済評価研究の基準を活用することにより，多種多様な薬剤経済分析データを個々の医療現場に適した形態で応用することができるはずである．

参考文献

1) Lisa A Sanchez：Applied pharmacoeconomics：Evaluation and use of pharmacoeconomic data from the literature. American Journal of Health-System Pharmacy, 56：1630-1638, 1999
2) Drummond MF, Stoddart GL et al：Methods for the economic evaluation of health care programmes. Oxford Univ. press, 18-38：74-111, 1986
3) Udvarhelyi IS, Colditz GA et al：Cost-effectiveness and cost benefit analyses in the medical literature. Ann Intern Med, 116：238-244, 1992
4) Jose A Sacristan, Javier Soto et al：Evaluation of Pharmacoeconomic Studies：Utilization of a Checklist. Ann Pharmacother, 27：1126-33, 1993
5) Clemens K, Townsend R et al：Methodological and conduct principles for pharmacoeconomic research. Pharmacoeconomics, 8：169-174, 1995
6) Michael F Drummond, PhD；W Scott Richardson et al：Users' Guides to the Medical Literature：XIII. How to Use an Article on Economic Analysis of Clinical Practice：A. Are the Results of the Study Valid? JAMA, 277：1552-1557, 1997
7) Michael F Drummond, PhD：W Scott Richardson et al：Users' Guides to the Medical Literature：XIII. How to Use an Article on Economic Analysis of Clinical Practice：B. What Are the Results and Will They Help Me in Caring for My Patients? JAMA, 277：1802-1806, 1997

*　　　　*　　　　*

第 II 章

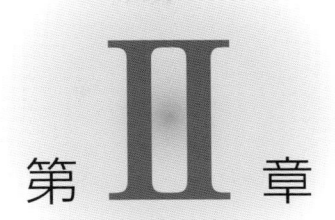

薬剤経済学の文献を
どう活用するか

薬剤経済学の文献をどう利用するか？

はじめに

薬剤経済学の文献を批判的に評価し，利用価値があると判断すれば医学的あるいは薬学的な裏付けとして用いることが可能である．そこで薬剤師は薬剤経済評価の結果を特定の状況に利用する方法を決定しなければならない．薬剤経済学に関する文献は，個別の患者から医療システム全体に関わることまで幅広い影響を及ぼすさまざまな意思決定を薬剤師が行う際の理論的裏付けとして利用されなければならない．そのためには，サイエンスの部分である薬剤経済学の文献を批判的吟味する能力とアートの部分である薬剤経済分析手法を活かし個々の医療機関や個別の患者に適応する能力を身に付ける必要がある（図1）．

1．薬剤経済学の文献の利用

1）個別の患者に対する薬物治療

個別の患者の薬物治療に関する臨床的判断を行う際に，文献に掲載された薬剤経済評価データは，どの代替薬物療法が臨床的，経済的および倫理的な側面で最善かを決定する上で大変重要である．しかしながら薬剤経済評価データの利用法に関しては重要でありながらまだ十分に利用されていないのが現状である．

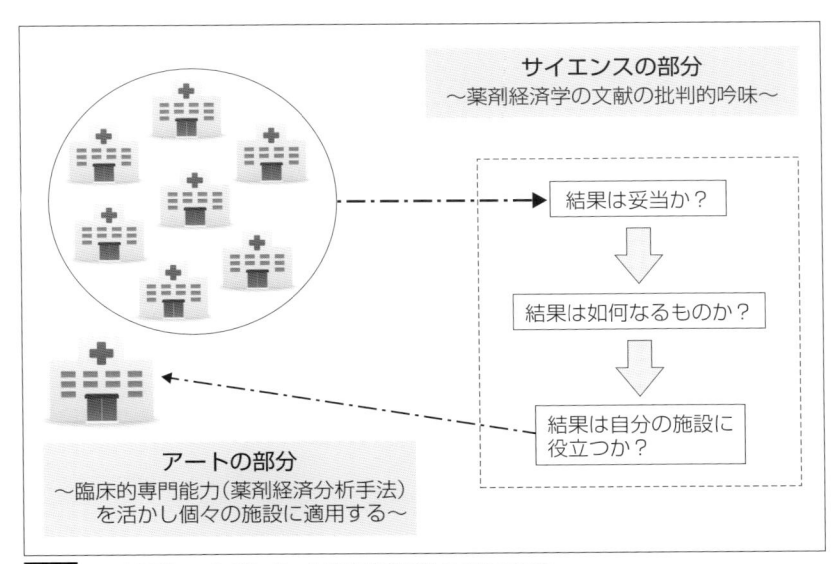

図1 エビデンスに基づいた薬剤経済学の利用方法

2）院内採用薬剤の管理

　文献で発表された薬剤経済評価データは，院内採用薬剤の判断基準の資料として，例えば同効薬の新しい薬剤を採用する場合にとって非常に重要な資料の1つとなる．院内採用薬剤の決定の際には薬剤に関する有用性・安全性には経済的，臨床的な面を評価した文献データの検討を行うべきである．

3）薬剤適正使用ガイドライン

　どの薬物療法を標準ケア，クリニカルパスなどに含めるかを判断する必要がある場合に，選択された代替療法を医療システムの中で用いるのに最も適正な薬剤かを決定することは大変重要である．薬剤経済評価に関する文献は，患者および病院組織にとってどの代替療法が標準ケア，クリニカルパスなどで最も有用性と経済性を生み出すかについて，薬剤師がガイドラインを作成する際に大いに役立つことになる．厳密な薬剤経済評価データに基づいた薬剤適正使用ガイドラインは，他の医療スタッフ（病院経営者，医師，看護婦）からの信頼性をも増加させる．

4）疾病管理

　最近，特定の患者集団および医療施設環境の下で特定の疾患に対しどの程度最善の管理を行うか決定することを目的とした動きが欧米で数多く起こっている．疾病管理プログラムのゴールは特定の疾患や障害に対して最も費用－効果の優れた治療法を推進することにある．このような疾病管理は信頼できる薬剤経済評価データに基づいてなされ，治療に投入される費用を最大限に利用して質の高い治療を実現することを可能にする．しかし，日本での実践は，医療経済の専門化が少ないため大変遅れているようである．

5）薬剤業務の評価

　文献上に掲載された薬剤経済評価データは，既存の薬剤業務（薬剤管理指導など）の有効性を定量したり，薬剤業務の潜在的な価値を予測したり，経験的に行われている薬物治療の臨床的有効性を確認するのに有用である．したがって，薬剤経済評価データを医療機関の個々の状況に適切に応用すれば，薬剤業務の経済的効率化の可能性が高まるだろう．実際欧米では薬剤経済評価データの応用方法として外来患者や入院患者の臨床薬剤師の経済的効果に関して最も広く使われている．Schumockら[1]は100を超える臨床薬剤師の業務についての潜在的な薬剤経済評価を検討した結果，便益・費用比率の平均は16：1であったと報告されている．

2．薬剤経済学に関する文献データの利用方法

　薬剤師は薬剤評価研究結果を利用し，文献から提供されたデータを用い感度分析を行い，その結果を薬剤経済分析モデルに組み込むか，あるいは個々の病院で小規模な臨床試験により再現することによって薬剤経済評価研究の結果を利用することが可能である．どのように薬剤経済評価データを用いるかはその研究の質，内容および医療機関で実践する目的との関連性によって決定される（表1）．

1）薬剤経済評価データをそのまま利用する方法

　特殊なケースでは文献から得られたデータを個々の病院の特定な問題や臨床で一般的に行われている治療を直接反映している場合がある．そのような特殊なケースでは，研究の

表1 薬剤経済学に関する文献データの利用方法
1．既存の薬剤経済評価データをそのまま利用する
2．既存の薬剤経済研究のデータをわが国固有のものと入れ替え感度分析を行う
3．判断分析モデルやマルコフモデルによる病態推移モデルを作成する
4．薬剤経済評価データを小規模研究で再現する

指標ならびに代替療法の費用および転帰も個々の病院状況と非常に良く似ている場合には，研究結果をそのまま用いることができる．このような場合であっても，慎重に対応しなければならないことは当然である．報告されている研究結果を確信を持ってそのまま用いることができるのはまれである．そのための，薬剤経済評価結果を用いる場合には，報告された結果のなかでもより控えめな数値を用いるか，あるいは一定の範囲内の数値を用いるようにした方が良いことは当然である．

2）感度分析を利用する方法

感度分析は，薬剤経済学の研究結果の頑健性を調べるためだけでなく，薬剤経済学を利用しようとする際に非常に役に立つ方法である．感度分析の結果を用いれば，研究によって得られたすべての結果を個々の状況にあわせるのに役立てることができる．もし論文の研究者が該当する病院における通常の治療を反映したデータの値を変化させている場合は，結果を再計算することによって個々の状況に応用することができるかもしれない．

信頼できる薬剤経済学では感度分析が当然行われている．一般的な方法としては一元配置分析，多元配置分析および閾値分析がある．分析のタイプ，変数の変化および分散の範囲は研究によって異なる．

3）メタ分析を行う方法

メタ分析は，複数の研究の結果を批判的に検討し，データを結合させて統計学的有意性を高めるという研究方法である．薬剤経済学でのこの方法は，主要なエンドポイントおよびサブグループのエビデンスを高めたり（例えば，元の研究の標本サイズが統計学的意義を持つには小さすぎるような場合），研究結果が一致しない場合の不確実性を解決したりするのに有効な方法である．

例えば，鬱血性心不全の治療にアンジオテンシン変換酵素（ACE）阻害薬を用いる臨床的および経済的有効性について再評価し，さまざまな患者群に対して最適な薬剤を選択しなければならない場合に，さまざまな文献を検討し，臨床現場での応用の可能性があるが，研究の標本サイズが統計学的に有意な結果を得るには小さすぎる結果，適切な統計的手法を用いて行われるメタ分析により，ACE阻害剤の患者に対する薬剤Bの薬剤Aに対する比較に関する臨床的，および経済的転帰の明確な違いを明らかにすることができる．

このように，メタ分析は独特の明確な方法論を持った論理的な研究形態であると考えられている．メタ分析を適切に用いるには，その方法論に精通していることが求められる．しかしメタ分析は統合される研究の質によって限界があることも忘れてはならない．

4）薬剤経済評価データを個々の病院独自の薬剤経済的評価モデルに組み込む方法

薬剤経済評価モデルはさまざまな臨床上の意思決定の場合に有効な支援資料となる．なぜなら，実際に決定を下す前に意思決定の影響を予測することができるからである．良く

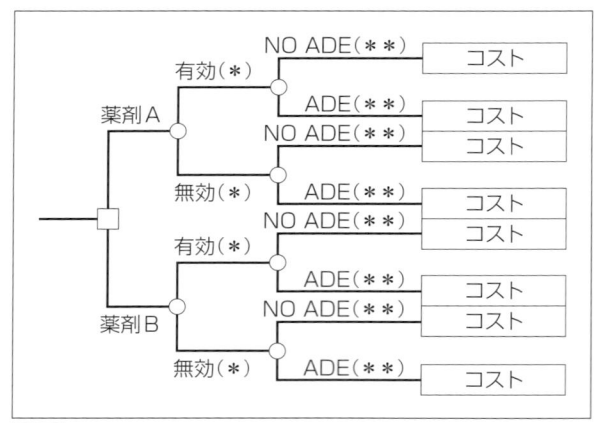

図2 判断分析とディシジョン・ツリー
ADE：adverse drug event
＊：文献から得られた有効，無効に対する確率
＊＊：文献から得られた副作用の確率

用いられるモデリング法には決定分析，Markovモデルおよび効用理論がある．薬剤経済学における意思決定の多くはモデリングに決定分析が用いられる．決定分析は系統だった，定量的なアプローチを行って，代替案によってもたらされる転帰の中から選択肢を選ぶこと，と定義づけられる．決定分析ではディシジョン・ツリー（図2）を用いて治療の選択肢，それらの選択肢に関連する転帰およびそれぞれの転帰が発生する確率を図で表す．この判断分析は，単純な代数的処理によってすべての変数は一括に換算することができ，競合する治療の選択肢の比較が容易になる．

5）薬剤経済評価データを小規模で再現する

文献上の薬剤経済的評価データを利用するもう1つの方法は，文献より得られた研究方法と同一の研究を自らの病院で小規模な試験を再現することである．

6）ほかの医療機関や外国の研究結果を用いる

薬剤業務の方針，患者層および病院固有のさまざまな費用にかなりの差がある場合，医療環境に大きな違いがあるほかの医療機関や外国で行われた研究結果から外挿することは非常に難しくなるかもしれない．研究の背景，データソースおよび分析スタイルの違いも大きな難題となる．もし研究方法にメリットがあったり，関連性があったり，結果が患者背景や病院環境に当てはまるなら，薬剤経済評価データを用いることは可能かもしれない．

3．利用方法の選択

特定の問題に対して最も適切な薬剤経済的評価データの利用方法を選択する前に，薬剤師は自らの決定が治療の質や費用に与えうる影響について確認しなければならない．薬剤師が行おうとする薬剤経済分析が，薬物治療や医療の質，費用に与える影響が小さければ，入手した文献を利用したり，データを固有のものに入れ替え感度分析を行う方法が，難易度も低く利用しやすい．もし，影響が大きければ薬剤経済モデルを組み立てたり，Retrospective studyやProspective studyを実施するなど，独自の臨床研究を行うことに

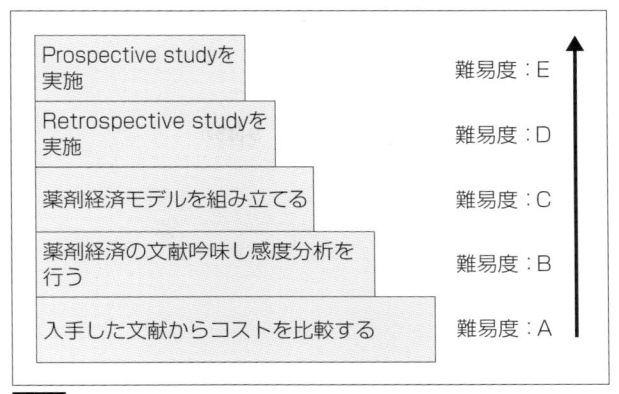

図3 薬剤経済評価データを活用する方法の難易度

（難易度の低い順から）
- 入手した文献からコストを比較する　難易度：A
- 薬剤経済の文献吟味し感度分析を行う　難易度：B
- 薬剤経済モデルを組み立てる　難易度：C
- Retrospective studyを実施　難易度：D
- Prospective studyを実施　難易度：E

より難易度の高い薬剤経済学研究を実施しなければならない[2]（図3）．

まとめ

　文献上の薬剤経済評価データの利用は，薬剤師が薬剤に関する専門的業務（院内採用の可否，医薬品情報提供など）について臨床的な判断をする際により強いエビデンスとなる情報に基づいて実践することである．薬剤師は，文献に発表された研究を批判的に評価・吟味し，結果を適用するための十分な情報に基づくスキルを身につけることによって，薬剤経済評価データについて「高度な知識を持った消費者」とならなければならない．薬剤経済学の利用を徹底的に理解することは大変重要で，その理解に基づいてなされた臨床的判断は，患者，医療システムおよび社会にとって最も有益なものとなるであろう．

参考文献

1) Schumock GT, Meek PD, Ploetz PA et al：Economic evaluations of clinical pharmacy services-1988-1995. Pharmacotherapy, 16：1188-208, 1996
2) Lisa A Sanchez／Applied pharmacoeconomics：Evaluation and use of pharmacoeconomic data from the literature. Am J Health-Syst Pharm, 56：1630-1638, 1999

*　　　　*　　　　*

第Ⅲ章

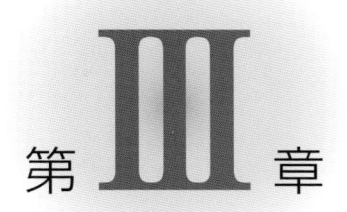

薬剤経済学の文献データを利用した薬剤評価モデルの作成

薬剤経済学の文献データを利用した薬剤評価モデルの作成（その1）

はじめに

　　10数年前から欧米においては，文献および医療施設のデータを用いた薬剤経済評価のモデル化が，薬剤経済学を臨床現場で応用させるための一般的な方法となってきた．薬剤経済評価に対する研究モデルでは，医療機関における臨床的，政策的，または医療行為に対する意思決定をする際に，決定結果の影響を推定するために，既存の臨床的および疫学的データがよく用いられる．いくつかのモデル化手法が薬剤経済学において用いられているが，最も一般的なアプローチは，既存のモデルを修正して応用させる方法，または特殊な診療状況下（個々の医療機関の特殊性）において薬剤経済的問題を解決するために，独自のモデルを開発する方法がある．典型的な例として，既存のモデルを適用することによって開発された薬剤経済評価モデルには，臨床的判断分析またはマルコフ（Markov）モデルの手法などが使用されることになる．用いられる手法に関わらず，データが各医療機関における意思決定への使用に適切であることを確認するために，文献データを注意深く吟味，評価しなければならない．

　　薬剤経済学の原理と方法の応用は，多くの薬剤師が今日直面している難題である．薬剤経済学の薬剤業務への応用にはさまざまな手段が用いられる．一般的な手段には次の3つが考えられる．第1の手段：文献に報告されている薬剤経済評価の結果をそのまま使用，評価，応用する，第2の手段：医療機関の内部，外部の入手可能なさまざまな供給源から得られたデータを使用，応用，モデル化する，第3の手段：前向きまたは後向き研究により薬剤経済評価を実施し，医療機関内部の入手可能なデータを使用，応用する．

　　第1の手段，すなわち文献報告されている薬剤経済評価の結果を使用，評価，応用する方法についてはすでに報告している[1]．第2の手段，すなわち薬剤経済評価のモデル化については，薬剤師がより完全な臨床的，政策，および医療行為の意思決定を行うために薬剤経済学を援助する重要な道具となりうる．

1. 薬剤経済評価のモデル化

　　さまざまな供給源（文献，医療機関，臨床現場など）から得られたデータのモデル化は，薬剤経済学を薬剤業務で応用させるための一般的な方法である．医療機関および臨床現場には，入手可能な薬剤経済学的データの供給源が多数ある．これらの供給源には，診療録，医事請求および事務のデータベース，医薬品管理資料，公表論文，無作為化臨床試験（RCTs），行政データベースなどである．医療機関における内部データの場合，結果を他の患者集団または他の医療機関へ適用するのに問題があるため，批判されることが多い．

外部データは，豊富であるとはいえ多くは欧米のデータであるため，わが国の医療機関における現実的な意思決定と関連性を持たないと見られることが多い．これは，主として診療手順，患者集団，薬剤および医療費などに違いがあるためである．しかし，これらの潜在的に価値ある供給源からデータを用いるために行う1つの方法は，それらをモデル化することである．

モデル化のための研究では，患者集団，または医療機関における臨床的，政策，または医療行為の意思決定をする際に，決定結果の影響を推測するために，既存の臨床的および疫学的データを用いる．モデル化，または薬剤経済シミュレーションを通じて，薬剤師による意思決定は特定の決定を行う前に，その効果の予測を試みることができる．さまざまな手法を用いてモデルを構築することによって，薬剤師は内部および外部供給源からのデータを使用し，鍵となる変数を変化させることで，特定の医療機関に対してより特異的な薬剤経済学的結果を求めることができる．

例えば，薬剤選択の管理上の決定を薬剤師が行う援助として，薬剤経済学のモデル化は効果だけでなく経済的な面からも適切で有効な手段となる．新たな薬剤が厚労省によって承認され市場に提供されると，薬剤部および薬事委員会などに対し望ましい薬剤の選択にしばしば迷うことがある．例えば，抗生物質，循環器用薬，抗癌剤などの評価のための薬剤経済評価モデルを構築することによって適切な薬剤選択の意思決定が可能となる．モデルの構築には，公表されたRCTのデータ，地域医療機関における資源利用（医療費）データ，医療機関に特異的な薬剤費などが含まれなければならない．

1）薬剤経済評価のモデル化に対する利点

ある医療機関または特定の患者集団に薬剤経済評価の結果を得るには，このモデル化方法は比較的安価で迅速な方法である．さまざまな手法（臨床的判断分析など）を用いることによって，よくデザインされたRCTからのデータは，有効性のデータをより正確に反映するようモデル化することができる．すなわち，モデル化は効能データと効果データとのつなぎ役となり地域医療機関または特定の医療機関の内部データを組み入れ，鍵となる変数（例えば，有効率，薬剤による有害事象の発現率，診療費）を変化させることによって，特定の医療機関または患者集団により特異的な結果を得ることができる．また公表されている臨床試験のデータ（外部データ）をモデルに組み入れることによって，結果をより一般化することや，別の機関に引用することができる．

一般に，臨床医は中間的結果（すなわち，短期間の時間枠で測定された結果，例えばヘモグロビンA_{1c}濃度）のみしか入手できない．モデル化を的確に取り入れることで，その結果を用いて最終結果（糖尿病による微小血管系の合併症の進展や死亡といった長期的結果）の予測および評価が行える．モデル化から得られたデータを用いて，疾病管理プログラムおよび特定の疾患治療のクリニカル・パスを開発することができる．例えばDiabetes Control and Complications Trial（糖尿病管理と合併症調査のための試験）の結果をさまざまなモデルへ組み込み，II型糖尿病患者における血糖コントロールにより推定される便益性の評価と，I型糖尿病患者における代替治療の費用－効果の検討が行われてきた[2～4]．

薬剤経済評価のためのモデル化では，さまざまな情報源からのデータ収集は入手が容易であり前向きの薬剤経済評価を実施するほど困難なものではない．

2) 薬剤経済評価のモデル化に対する欠点

　内部および外部供給源からのデータを用いたモデル化にはいくつかの欠点がある．薬剤経済評価のためのモデル化は比較的新しい応用方法であるため，モデルの質は薬剤経済学を実施する医療機関，医療システム間で多種多様である．この原因としては，モデル化を行う医療者の能力に個人差があることによる．モデル化により得られた結果は，モデル内にたてられた仮定に著しく依存する．その仮定が非現実的であり根拠が希薄である場合には，誤解を招くような結果がもたらされる恐れがある．

　モデル化のもう1つの欠点として，モデルに組み込まれるデータソースの質がある．さまざまな外部データソースには，RCTを含めた臨床研究論文，行政または診療録データベースが含まれる．これらのデータソース間には，質や精度に関して相当の差異がある．モデルの質は，モデルに組み入れられたデータの質に大きく依存する．このような理由から一部の臨床医，政策意思決定者は，モデルから得られた薬剤経済評価の結果を受け入れ，それを使用することに消極的であると思われる．

　これらの欠点にもかかわらず，臨床医，研究者などの意思決定者によるモデル化の使用は，この領域での論文発表数の増加が示すように目に見えて増加してきた．特殊なモデル化に対する手法のそれぞれの違いやモデル化の適切な応用について理解されていれば医療現場での意思決定においてモデル化は価値ある道具となる．さらに，妥当性のある仮定を使用し，感度分析を用いてこれらの仮定を検定し，モデルの評価の妥当性を保つことによって，多くの薬剤師は，薬剤経済評価に関するモデル化は医療システム，医療機関，患者集団における特定の判断に対する影響をシミュレーションするための，重要な手法であると理解することができる．

2. 一般的な薬剤経済評価に関するモデル化手法

　薬剤経済評価に関するモデル化手法は，医療機関において新しい薬剤が，臨床的に，経済的に及ぼすと考えられる影響を評価するための枠組み作業を提供するという理由からきわめて重要である．いくつかのモデル化手法が医療分野の領域で応用されているが，最も一般的な手法は既存のモデルを適合するか，または特殊な状況下において臨床上の疑問に答えられるような独自のモデルを開発することである．最も典型的な例として，既存のモデルを適合することによって開発される薬剤経済評価モデルでは，臨床的判断分析またはMarkovモデルを使用している．

1) 既存モデルの適合

　多くの薬剤師にとっての共通の方法は，すでに公表されているモデルをより応用可能なものにするために，モデルの変数を変化させることによって自らの医療現場に適合させることである．この方法は比較的簡潔で，モデルがすでに開発され，公表されている場合には特に有用である．基礎となるモデル構造や変数がすでに確立されていることから，この方法では費用をあまり必要としない．この方法は，特殊な医療機関における必要性を満たすように，既存のモデルを調整することに特に焦点を置いている．

　しかし，このアプローチの方法は，見かけほど単純というわけではない．第1に，論文中にモデルの全体が掲載されているとは限らないため，再現することが困難なことが多

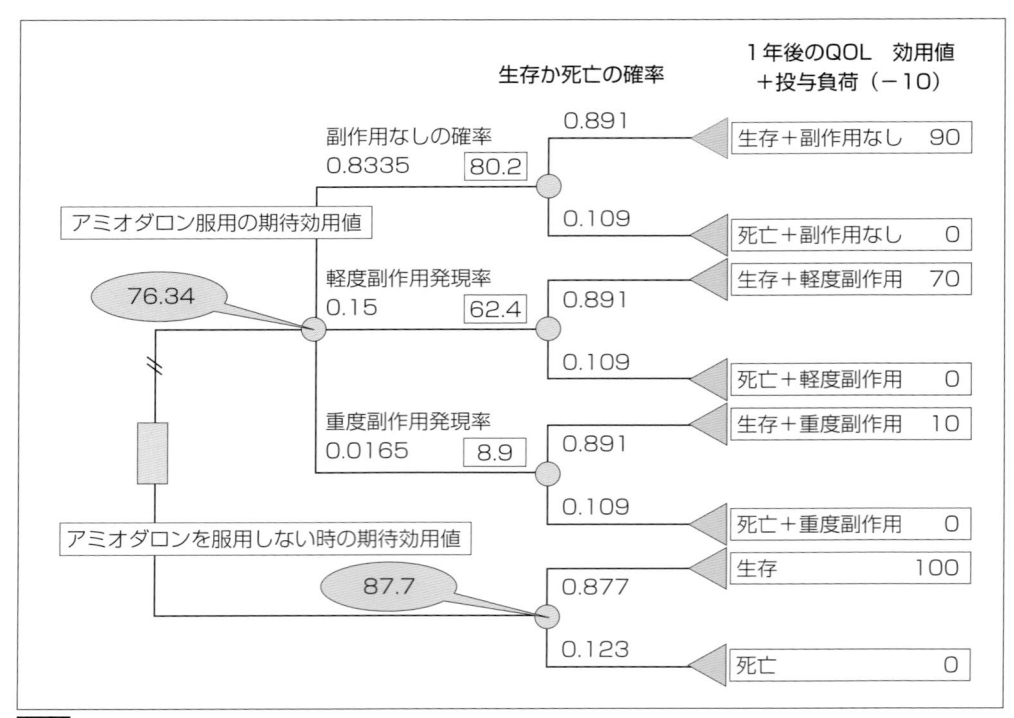

図1 臨床判断分析による判断樹

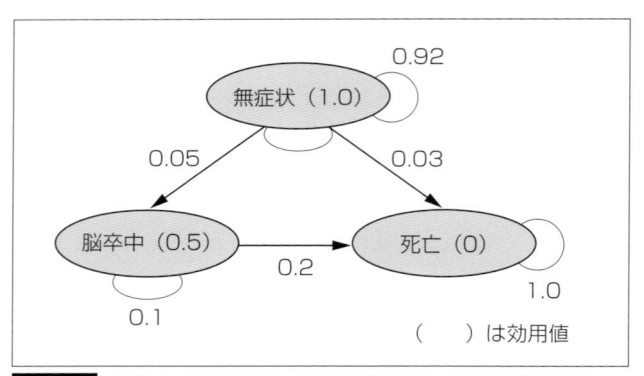

図2-1 マルコフモデルにおける判断樹―心房細動の例―

い[5]．適応する手法として使用可能であるためには，原著論文中のモデルが特定の医療現場において実際に適合できるような再現性を持っていることが必要不可欠である．

モデルの構造または価値が不確実であれば，適応した方法の妥当性に対して信頼性を失う恐れがある．第2に，個々の医療現場において鍵となる変数が原著論文中のモデルに含まれていない場合には，適応した手法は問題を含む可能性がある．このような状況において，そのモデルが個々の医療機関にとって重要な要素を含んでいないために，最終的には限られた価値しかないモデルとなる可能性がある．最後に，原著論文中のモデルに用いら

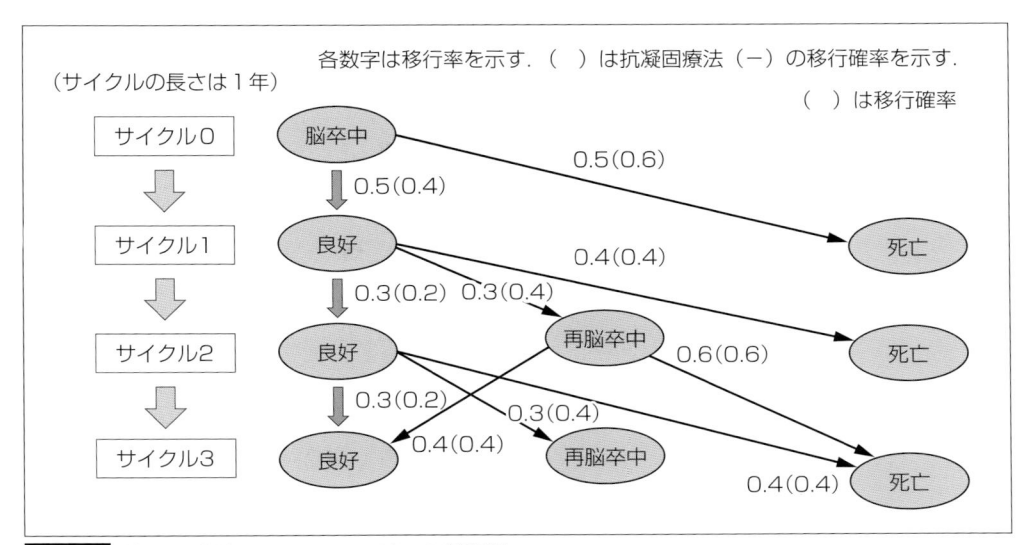

図2-2 抗凝固療法のマルコフモデルの判断樹

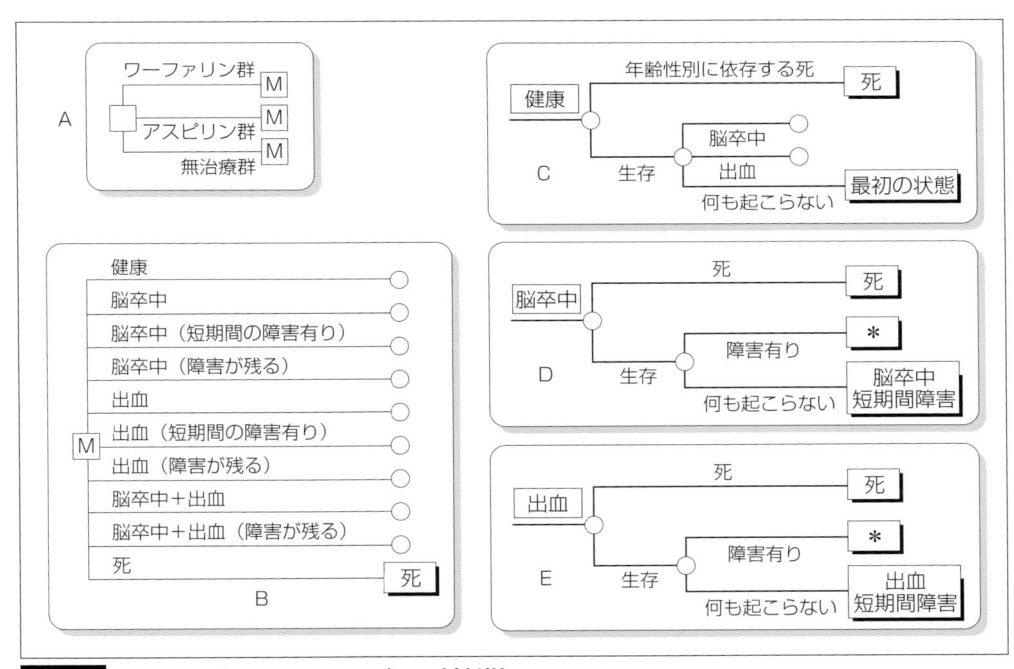

図2-3 抗凝固療法のマルコフモデルの判断樹

れている基礎となる仮定およびデータソースについて理解することはきわめて重要である．すなわち，使用されているモデルは典型的に仮定の積み重ねであり，これらの仮定が結果に大な影響を及ぼすと考えられる．

2）臨床判断分析の利用

多くの場合において，モデルは薬剤師にとってただちに利用できるとは限らない．そこ

で，入手可能な臨床的および経済的データを用いて，モデルを構築することが必要となる．臨床判断分析は，医療現場の領域でのモデル化において，最も一般的で，よく知られた手法である[5]．この手法では，利用可能な代替治療に関する選択肢と，さまざまな臨床的事象の発生についての推定確率値を構築するために判断樹を用いる．判断樹の簡単な例を図1に示す．

臨床的判断分析は，通常3つの基本的ステップに分類される．
1) 直面する臨床問題の構造を明らかにして判断樹を作成する．
2) 不確実な臨床上の事柄に確率を割り当てる．
3) 選択する医療が最終的にどのような結果をもたらすか分析・評価する．

3) マルコフ（Markov）モデル

単純な判断樹は時として，複雑な判断を取り扱うにはあまりうまく適合しないことがある．特に，一部の疾患はさまざまな病態の再発によって特徴付けられることがある．マルコフモデルの一般的な概念は，ある所定の時間において，患者はさまざまな健康状態のいずれか1つの状態にあり，健康はさまざまな変遷に関連した確率によってある状態からほかの状態へと変化するというものである．従来の判断樹は，ある健康状態の患者群が一定の期間を経て，ほかの状態になるさまざまな過程を述べている．これに代わってマルコフモデルは，一連の時間周期の間に起こる数々の健康状態間の変遷に注目している[5]．マルコフモデルの判断樹の例を図2-1，2-2，2-3に示す．なお，臨床判断分析およびマルコフモデルに関連した方法論的解説については，次回以降に述べることにする．

引用文献

1) 井上忠夫：薬剤師のためのEBMによる臨床薬剤経済学(3)〜薬剤経済学の文献をどう利用するか？〜．薬局，53：65-69, 2002
2) Diabetes Control and Complications Trial Reserch Group. The effect of intensive treatment of diabetes on the development and progression of long-term complications in insulin-dependent diabetes mellitus. N Engl Med, 329：977-986, 1993
3) Vijan S, Hofer TP, Hayward RA：Estimated benefits of glycemic control in microvascular complications in type2 diabetes. Ann Intern Med, 127：788-795, 1997
4) Diabetes Control and Complications Trial Research Group. Lifetime benefits and costs of intensive therapy as practiced in the Diabetes Control and Complications Trial. JAMA, 276：1409-1415, 1996
5) 山科　章，井上忠夫：臨床業務におけるEBM．エルゼビア・サイエンスミクス，85-100, 112-122, 2000

*　　　　　*　　　　　*

薬剤経済学の文献データを利用した薬剤評価モデルの作成（その2）

1. 薬剤経済学の文献データによる薬剤経済評価モデルの作成

　　　　薬剤師は，薬剤経済評価モデルの作成のためにエビデンスに基づいて収集された経済的，臨床的データを用いることが理想である．しかし，このような理想的な状況は，日本では十分とはいえない．文献データがない場合は，薬剤師は各医療機関のデータを用いることを余儀なくされる．文献から得られたデータ収集は，薬剤経済評価の研究で用いられた立場と方法について，誤った解釈をしないためにも完全に理解を必要とし，慎重に評価しなければならない[1]．一定範囲の値について確認する目的で，多数の論文を吟味評価することが重要である．多くの場合，総説論文またはメタアナリシスが多数の関連した臨床研究からの豊富な臨床データ源を提供してくれる．文献データを評価するにあたって，最小限以下の点を考慮する必要がある．

- データ収集方法は妥当であるか？
- 研究対象の患者集団はわれわれの医療機関の患者と類似しているか？
- 代替治療はわれわれの医療システムと関連しているか？
- その研究はわれわれの医療機関で実施されている治療の結果に焦点をあてているか？
- データから妥当な結論を引き出すのに十分な統計学的検出力があるか？
- 結果はわれわれの状況に応用できると考えられるか？

　　　　文献に報告されているデータを臨床判断分析に含めるかどうかを決定する場合に，これらの疑問点を考慮すべきである．

　　　　費用データについては，特に臨床研究において，資源がどのように価値づけられているかを理解すること，費用計算を発表された結果から再現することが可能であるか再確認することが，きわめて重要である[2]．また，文献からの費用データの適切性を決定する場合，可能な限り，感度分析によって評価される費用データが該当する医療機関の費用推定値を含んでいるか確認しなければならない．

　　　　最近，各製薬企業は新規および既存の薬剤についての薬剤経済評価を検討することに，より積極的になっている．多くの場合薬剤経済評価モデルは，発表および未発表の臨床研究データ，およびコホート研究において収集されたか，またはそのほかの供給源から推定された総費用データによって作成される．しかし，文献と同様に，データの入手元と，薬剤経済評価モデルの根拠となる仮定は何であるのかを十分に理解することが必要不可欠である．該当する医療機関の目的に合致する薬剤経済評価モデルを構築するために必要とするデータを用いる場合には，下記の質問事項は大変重要である．

- 比較される治療は適切であるか？

・適切な治療結果が考慮されているか？
・モデルを再構築し検証することができるように，十分な情報が提示されているか？
・キーとなる臨床的および費用基準のわずかな変動に対しても，そのモデルは感度を持つか？

2. 薬剤経済評価モデル化の実践例

　薬剤経済評価としてモデル化を実践する前に，薬剤師は方法論的事項の長所，短所について知っているだけでなく，この手法を応用するのに最適な臨床状況を理解できなければならない．臨床判断分析に薬剤経済学を応用するのに適切な手法と考えられるのは，薬剤の院内採用基準，疾患管理プログラム・ガイドライン，クリニカルパスの作成，臨床薬剤管理業務，薬物治療の有効性・安全性に関する価値（QOLなど）を含めた評価がある[3]．

　クリニカルパス作成に，薬剤経済評価モデルを適用したシナリオを表1に示す[4]．モデルに組み込まれた薬剤，臨床結果，資源利用の価値，医療行為による医療従事者の労働時間，医療費は，このシナリオのために作成したものである（表2）．

　表3は，急性および遅延性のCIEの治療および予防として，院内採用薬リストに収載されたCIEの薬剤リストである．過去2年間にわたって，制吐剤の使用が病院全体で増加傾向にありカルテ調査によればCIEの薬剤適正使用は，入院および外来において約50％は不適切であることが明らかになった．2種類の新たな薬剤，薬剤Aと薬剤Bが来月薬事委員会で審議されることになっている．われわれはどのようにしてこの問題，すなわちCIEの薬剤を適正に管理し不適切な使用を解決し，さらにわれわれの病院のクリニカルパスに組み込むための最適なCIEを決定したらよいだろうか？

　この問題を解決するために，これらの薬剤の使用による臨床結果を評価している数々の臨床文献を検索した．さらに，薬剤Aをさまざまな投与量，例えば添付文書の標準量で使用された費用－効果を評価している数々の薬剤経済評価についても検索した．これらの

表1　シナリオ

あなたはある病院の臨床薬剤師である．院内のクリニカルパス委員会のメンバーとして，悪性腫瘍患者治療のより効果的なパスを検討するために薬剤部門の担当を院長から命じられた．本委員会プロジェクトの薬剤部門の責任者として，入院および外来において化学療法に伴う嘔吐（CIE）の治療および予防に用いられる制吐薬を，パスに組み込むことになった．

表2　化学療法に伴う直接費用

治療結果	費用
効果あり／副作用なし	27,500
効果あり／副作用あり	44,000
効果なし／副作用なし	71,550
効果なし／副作用あり	143,000

表3　制吐薬の費用

（単位：円）

薬剤	費用
A	13,200
B	11,550

評価における所見から，患者あたりの総薬剤費を減少させても同じ効果が得られることが明らかになったことによりクリニカルパス作成のため臨床判断分析による薬剤経済評価モデルを用いて作成することを決定した．まず，

1) 臨床文献から各制吐薬の有効性と安全性を求める．
2) 当院の医事会計データベースを用いて，化学療法1サイクルあたりの制吐薬の平均費用を算出する．これらの有効性，安全性，費用の概略，使用パターンを評価した後に，実際に比較すべきは，有効性と安全性が優れ急性CIEの管理に現在幅広く使用されている薬剤Aと薬剤Bの2種類の薬剤を検討することになった．
3) 簡単な判断樹によるクリニカルパス作成のためのモデルを構築する．図1はこの判断樹を描いたものである．

この評価範囲を薬剤購入費以外に拡大するために，両薬剤に対してさまざまな治療経過の選択肢（すなわち，薬剤による副作用［ADE］を伴わない治療成功，ADEを伴う治療成功，ADEを伴わない治療不成功，ADEを伴う治療不成功）に関連するさまざまな医療

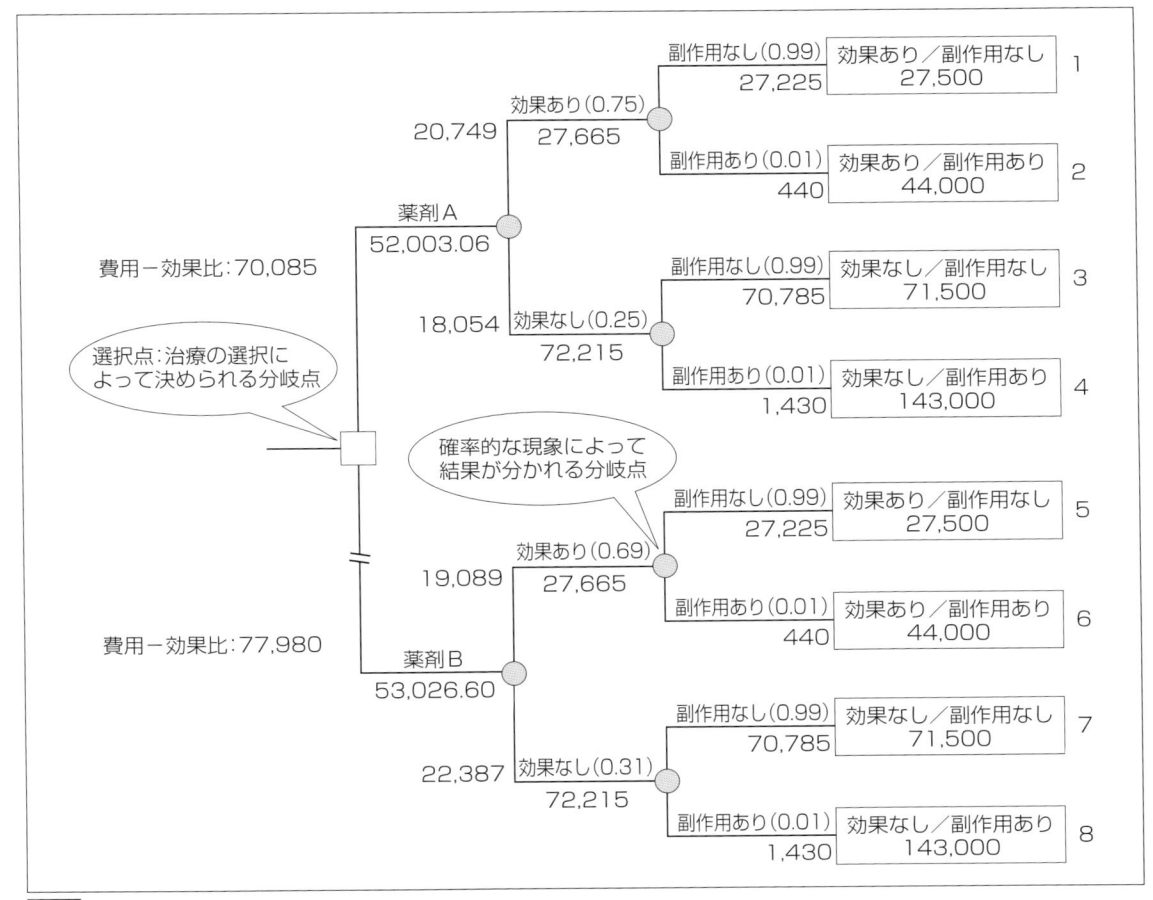

図1 薬剤Aと薬剤Bの費用効果分析の判断樹
薬剤費用，効果（有効，無効），副作用，および効果，副作用に伴う医療費を考慮した費用効果比
単位：円，（　　）は確率

費をレトロスペクティブに診療記録を確認，また癌専門医による意見を聞いて参考資料とした（表2）．臨床判断分析によるクリニカルパス作成のためのモデルの計算は以下の通りである．

1) 経路1の費用と副作用のない確率を掛ける（27,500×0.99）．経路2について同様の計算を行う（44,000×0.01）．
2) これらの2つの数値を加算しこれに有効率を掛ける（27,665×0.75＝20,749）．
3) 経路3と経路4について上記2ステップと同様に計算し，得られた数値を合計する（20,749＋18,054＝38,803）．
4) この値に薬剤費を加え（38,803＋13,200），副作用のない成功率の確率（0.75×0.99＝0.742）で割る．すなわち，52,003/0.742＝70,085となる．
5) この過程を薬剤Bについても同様に，経路5～8を用いて繰り返す．

得られた結果から，薬剤AとBの費用-効果比は，それぞれ70,085円と77,980円である．これらの数値は，患者集団における薬剤AおよびBによる副作用を伴わない治療成功1例あたりの総医療費の平均額を示す．薬剤AとBとの間には，患者1人あたりの1日の薬剤購入費に1,650円の差があるが，薬剤Aに認められる有効率の6％増加から，薬剤Aによって患者への治療が成功すると薬剤Bを用いた場合よりも，総医療費を7,895円削減する可能性があると解釈できる．全薬剤の費用-効果を表4，図2に示す．

これらのデータを用いることにより，われわれの医療機関において，急性CIE管理とし

表4 化学療法による制吐薬の費用-効果比

薬　剤	費　用
A	70,085
B	77,980

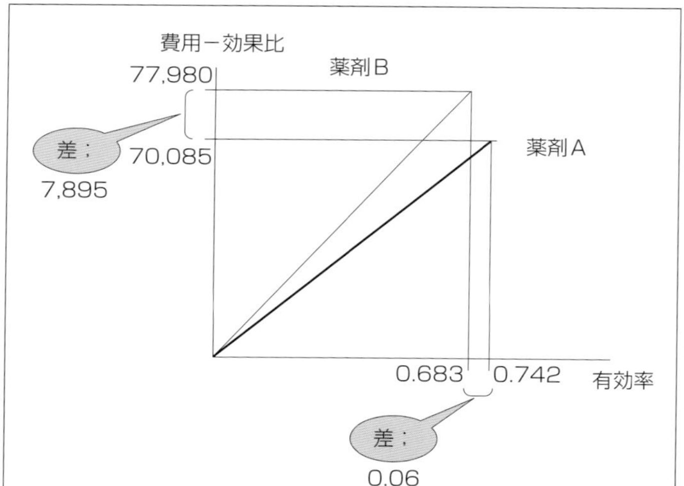

図2 費用-効果比と有効率の差

て好ましい制吐薬を選択し推奨することが可能となる．さらに前年度の薬剤使用データから，薬剤Ａによる治療の代わりに薬剤Ｂの制吐薬による治療を受けた患者数の平均値を用いることによって，医療機関全体での薬剤Ａの使用に関連した年間の費用節減を予測することができる．このようにデータを携えることで医療機関において費用-効果だけでなく費用節減を予測することが可能となる．

　臨床判断分析による薬剤経済評価モデルの手法は，薬剤師がより多くの情報に基づいて，医療行為の決定を行う手助けをすることができる[5]．ただし既存のモデルを特定の医療機関へ適合する場合は，十分な吟味と評価を確実に行うことが必要となる．

文　献

1) 井上忠夫：薬剤師のためのEBMによる臨床薬剤経済学(1)．薬局，53(2)：87-96, 2002
2) 井上忠夫：薬剤師のためのEBMによる臨床薬剤経済学(2)．薬局，53(3)：86-83, 2002
3) 井上忠夫：薬剤師のためのEBMによる臨床薬剤経済学(3)．薬局，53(4)：65-69, 2002
4) 井上忠夫：クリティカル・パスのための薬剤経済学．臨床看護，27(14)：2145-2153, 2001
5) Lisa A Sanchez：Conducting pharmacoeconomic evaluations in a hospital setting. Hospital Pharmacy, .30(5)：412-416, 428, 1995

第IV章

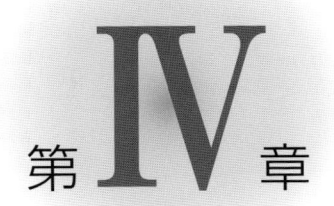

薬剤経済学に必要な分析方法

薬剤経済学に必要な分析方法（その1）

臨床判断分析による薬剤経済評価モデルの手法は，薬剤師がより多くの情報に基づいて，医療行為の決定を行う手助けをすることができる[1,2]．

今回は，臨床判断分析と多属性効用理論を使用した薬剤経済学について解説する．

1. 臨床判断分析（Clinical Dicision Analysis）とは

臨床判断分析とは，理論的，科学的な情報（データ）をもとに，どのような判断を行ったとき確率的に有利な結果が得られるか分析する方法である．

薬物治療上，医薬品の適正な選択，すなわち処方設計のための意思決定を行う際，患者のさまざまな問題を考慮した医薬品を選択し有効性や安全性の推定や薬剤経済評価を行う必要がある．しかしながら，医療データ（医薬品情報データを含む）には多くの不確実性要素が含まれており，このような不確実性要素を含んだ状況下において，臨床判断分析は薬物治療の適正に科学的な選択と経済的評価を行うことができる[2]．

臨床の場においては，個々の患者の状況（患者のニーズと価値観，経済性を含む）に応じて最良と考える情報を医師，薬剤師，看護師，ほかの医療スタッフ，患者に判断して示さなければならない．そのための判断のもっとも有用な手法としては，EBM（Evidence-Based Medicine）をもとにした判断分析法が考えられる．EBM（根拠に基づく医療）は個々の患者のケアについての判断を下す際に，研究から得られる現時点で最良の臨床的根拠Evidenceを理論的，科学的に明らかにすることであり，そのためには，治療の有効性や安全性に関する臨床的に関連のある研究に関する信頼性のある文献を選ばなければならない．

2. 臨床判断分析の手順

一般的な判断分析の手順について説明する．

1) 解決すべき問題点を明確にし，薬物治療の代替案の選択および解析の立場を決定する．

例：

① 新しいA薬剤は，従来の標準的薬物治療より市中肺炎の予後を改善し費用対効果がすぐれているか．

② ストレス性潰瘍の患者にどのH_2受容体拮抗剤を投与すると治療効果とコストがすぐれているか．

2) 可能な選択肢を用意する．

例えばPLAN（1）：新しい抗生剤Aを使用した治療法
　　　　　PLAN（2）：従来の抗生剤Bを使用した治療法

3) 時間的な目標を決める．

例えば市中肺炎による場合ならば1週間後または入院期間など．

4) 確率的な可能性をすべてあげる．

回復率，副作用のための高度障害発症率，疾病による死亡率など．

5) 判断分岐図（decision tree）を書く（図1）．

確率的な現象による，すなわち，判断者の支配できない事柄が起きる時点を○であらわす．これが偶発分岐点と呼ばれる．分岐の結果生じる定量的な評価を記入する．

6) 分岐の結果生ずる結末を右端に記入する（図2）．

確率と結果の価値（QOL，入院期間，治療に要する費用など）を記入する．すなわち，確率点でおのおのの枝が起こる確率をEBM的アプローチにより文献，臨床研究により調べて記入する．また，結果の定量的な評価（価値）を数字で記入する．価値の基準としては死亡率（生存率），罹病期間のほか，費用，効用値（utility value）などを目的に応じて用いることができる．

この例では，確率的な数値を有効率，副作用発現率，アウトカムを入院期間による費用とする．

7) おのおのの枝における価値にその直前の確率をかけて偶発分岐点で足し合わせる［このとき得た値を期待値（expected value）という］．選択分岐点では最も望ましい期待値の枝を選択する（図3）．

新しい抗生剤Aの期待値＝{((6306×0.83)＋(7309×0.17))×0.88}＋{((9481×0.86)＋(9500×0.14))×0.12}＝6839

従来の抗生剤Bの期待値＝{((6558×0.80)＋(7457×0.20))×0.88}＋{((11274×0.88)＋(11624×0.12))×0.12}＝7309

8) 確率や価値の数値が変化したとき，最良の選択がどのように変化するかを調べる（感度分析：sensitivity analysis）（図4）．

感度分析とは，判断分岐図に組み入れられたさまざまな仮定（つまり，ある因子があると仮定した場合と，ないと仮定した場合）および数値評価（つまり，確率と効用・費用など）を一定の方法で変化させた場合に結論が変わるかどうかを調べるものである．また，

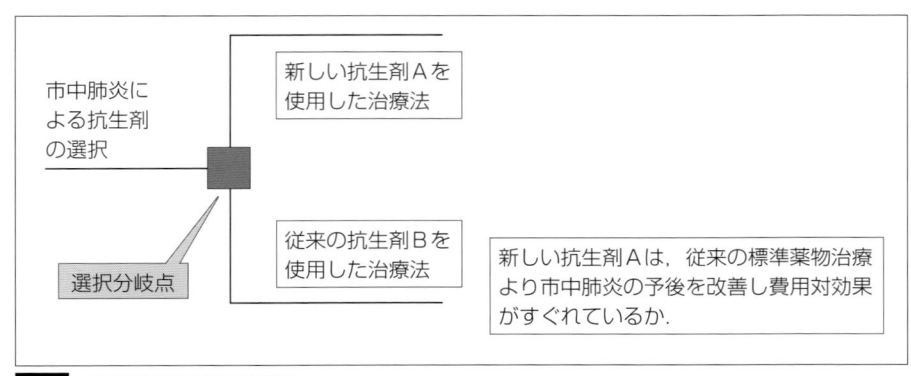

図1 臨床判断分析の手順

感度分析の一種である閾値分析は，確率の1つひとつについて，どのレベルになれば最も望ましい治療法と従来の治療法との間に差がなくなるか，その限界値を分析する方法である．効用値，費用，薬物の効果は必ずしも確立されたものではないので感度分析でその判断が変わりやすくないかどうかを確認しなければならない．また，閾値分析では，どの程度数値が変化すると判断が変わるかどうかをその判断を示す前に確認しておくことは重要である．

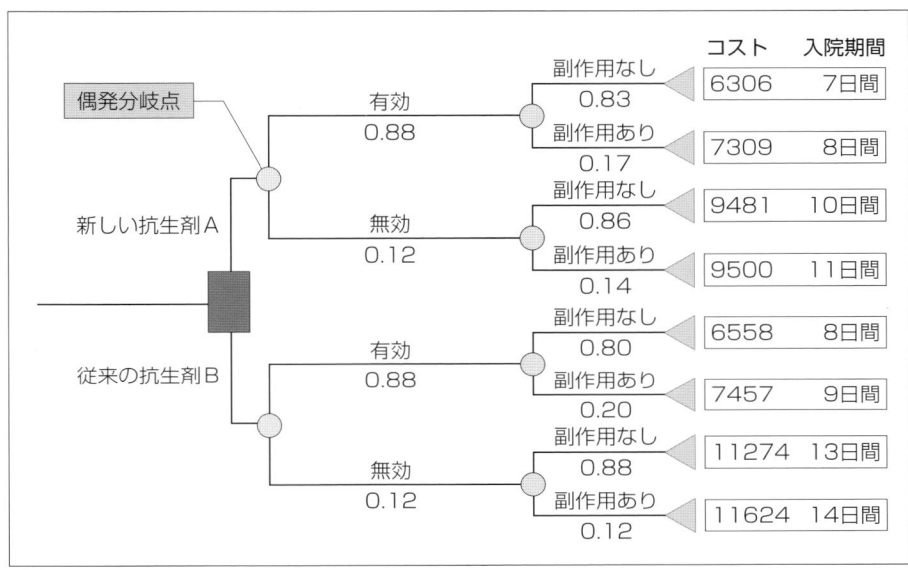

図2 確率と結果の価値（QOL，入院期間，治療に要する費用など）を記入

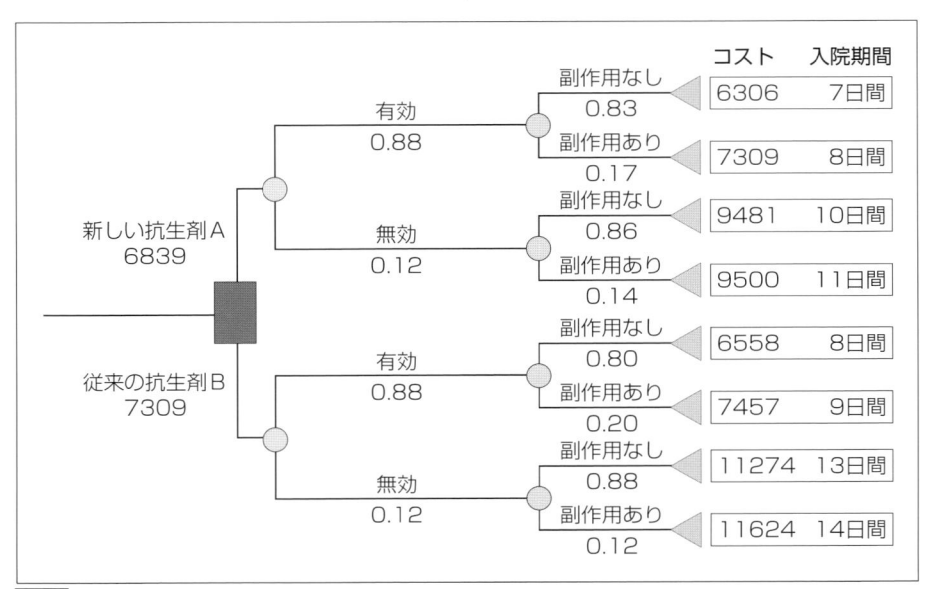

図3 おのおのの枝における値にその直前の確率をかけて偶発分岐点で足し合わせ期待値を求め望ましい選択肢を選択

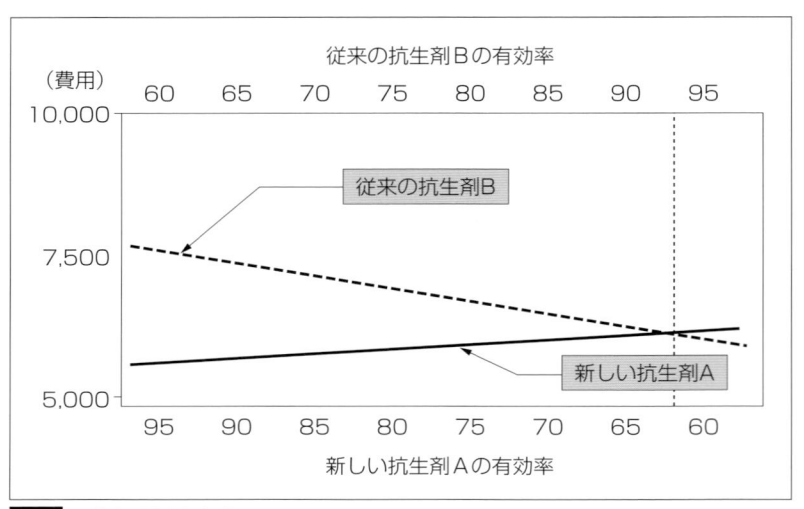

図4 感度分析を行う
確率や価値の数値が変化したとき，最良の選択がどのように変化するかを調べる

　この例では，有効率を60％から97％の範囲内で変化させた場合，従来の抗生剤Bの有効率を6％上昇させて94％にして新しい抗生剤Aの有効率が25％低下して63％になることが起きない限り新しい抗生剤Aの費用対効果が高いことがわかる．したがって，従来の抗生剤Bの費用対効果が新しい抗生剤Aより高くなるためには有効率が新しい抗生剤Aより31％高くなければならない．

3. 多属性効用理論（MAUT：Multiattribute utility theory）とは

　MAUT法は，意思決定（臨床判断）に影響を与える多くの変数を確認し，特徴づけ，比較するための評価方法である[4]．
　MAUT法の手順は，(1)意思決定者の立場を決定する．(2)代替薬剤を確認する．(3)評価すべき属性を確認する．(4)属性を評価するに必要な因子を確認する．(5)各因子の効用スケールを決定する．(6)各因子の値を効用スケールに変換する．(7)各属性と因子の重みを決定する．(8)各代替薬剤の総効用スケールを計算する．(9)どの代替薬剤が最大総スコアーであるかを決定する．(10)感度分析を行う．以上10段階から成り立っている．

4. 多属性効用理論（MAUT：Multiattribute utility theory）の方法

　例として，Schumacherらが1991年にAm J Hosp Pharm[4]で報告したカルシウム拮抗薬のMAUT法を紹介する．

Step 1：意思決定者の立場を決定する．
　意思決定過程に適用される属性の選択と効用値はそれぞれの立場（病院管理者，病院の各種委員会，臨床医，薬剤師など）で異なっている．だれが意思決定をするかを最初に確認することは重要である．
　今回の例では，薬事委員会（処方決定委員会）の立場からどの薬剤の費用と効果を考慮

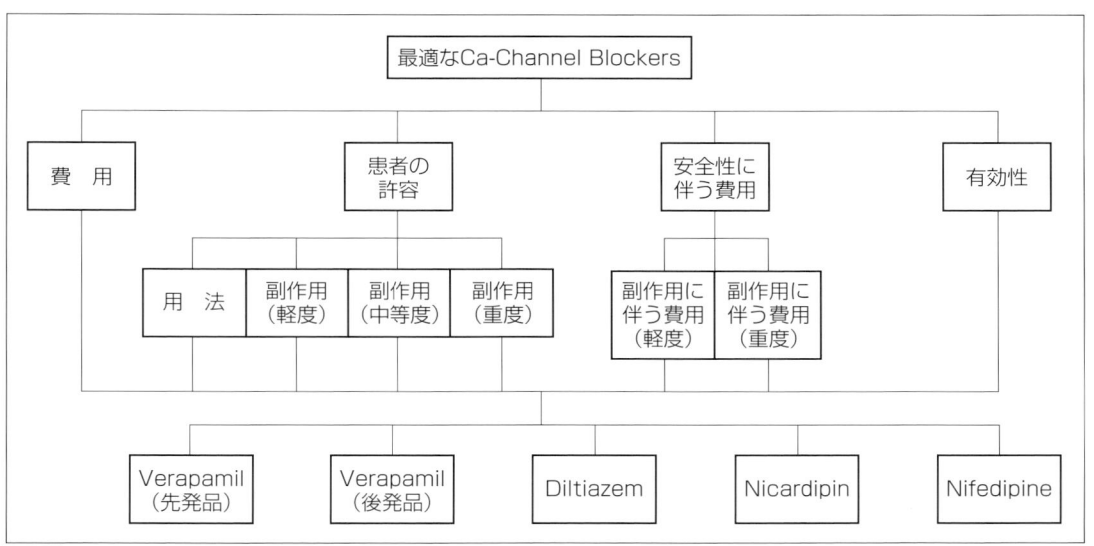

図5 MATU法による意志決定分析モデル

して選択するかを決定する．
　Step 2：代替薬剤の選択肢を決定する．
　例として，慢性安定型狭心症の予防薬として使用されている5種類のCa拮抗薬，ベラパミル（先発品），ベラパミル（後発品），ジルチアゼム，ニカルジピン，ニフェジピンについて検討する．
　Step 3：評価すべき属性を決定する．
　5種類のCa拮抗薬について，4つの属性，すなわち有効性，安全性，患者の許容，費用を属性として考慮することにする．
　Step 4：属性評価に必要な要因を決定する．
　各属性には，意思決定過程での属性の貢献度を定量化する要因を考慮しなければならない．
　1）有効性については，Ca拮抗薬の有効率．
　2）安全性については，2つの要因が考えられる．(1)経過観察中に生じる重度な副作用に対する費用，(2)比較的軽度な副作用に対する費用である．
　3）患者許容については，4つの要因が考えられる．(1)用法，(2)軽度な副作用，(3)中等度な副作用，(4)重度な副作用である．
　4）費用については，薬剤費である．
　これらの，属性と要因についての意思決定モデルを図5に示す．
　Step 5：各要因をスコアー化するための効用スケールを決定する．
　各要因は，各代替薬剤の相対的貢献度を測定するのに適用されるスケール値を持つ．効用スケールは0（要因の最悪の値）から100（要因の最高の値）の範囲で割り当てられる．これは，属性を効果の異なった基準と関連させるために必要な共通のスケールとなる．このStep 5は，MAUT法で最も重要な段階である（表1）．

表1 Ca拮抗薬の各要因値と効用スコアー

Attribute, Factor, and Drug	Factor Value	Factor Utility Score
1ヵ月の薬剤費[a)]		
Diltiazem(60mg t.l.d)	43.6	30.4
Nicardipine(20mg t.l.d)	26.3	62.4
Nifedipine(10mg t.l.d)	35.43	45.5
Verapamil, brand-name(80mg t.l.d)	29.78	56
Verapamil, Generic(80mg t.l.d)	11.83	89.2
1年間の有効性[b)]		
All drugs	60%	47.4
安全性（副作用に伴う費用：重症）[c)]		
Diltiazem(60mg t.l.d)	8%	68
Nicardipine(20mg t.l.d)	15%	40
Nifedipine(10mg t.l.d)	23%	8
Verapamil brand-name and generic(80mg t.l.d)	8%	68
安全性（副作用に伴う費用：軽症）[d)]		
Diltiazem(60mg t.l.d)	9%	82
Nicardipine(20mg t.l.d)	10%	80
Nifedipine(10mg t.l.d)	31%	38
Verapamil brand-name and generic(80mg t.l.d)	18%	64
患者[e)]		
Diltiazem(60mg t.l.d)	2%	92
Nicardipine(20mg t.l.d)	5%	80
Nifedipine(10mg t.l.d)	13%	48
Verapamil brand-name and generic(80mg t.l.d)	5%	80
患者の許容（副作用：中等度）[f)]		
Diltiazem(60mg t.l.d)	9%	82
Nicardipine(20mg t.l.d)	21%	58
Nifedipine(10mg t.l.d)	41%	18
Verapamil brand-name and generic(80mg t.l.d)	6%	88
患者の許容（副作用：軽度）[j)]		
Diltiazem(60mg t.l.d)	12%	76
Nicardipine(20mg t.l.d)	3%	94
Nifedipine(10mg t.l.d)	14%	72
Verapamil brand-name and generic(80mg t.l.d)	6%	88
患者の許容（用法）[h)]		
All drugs	3	33.3

a) 100=$6, 0=$60, b) 100=90%, 0=33%, c) 100=0%, 0=25%, d) 100=0%, 0=50%, e) 100=0%, 0=25%, f) 100=0%, 0=50%, j) 100=0, 0=50%, h) 100=q. D., 0=q. l. D

Step 6：各要因の値を効用スケール上のスコアーに変換する．

各要因の測定値は，効用において増加する（例えば有効率など）場合と減少する（費用，副作用の頻度など）場合がある．各要因の測定値を効用スコアー（Uf）に変換するために，下記の式を適用する．

　　　1) 増加する場合；$Uf = 100 \times (f - V_{min}) / (V_{max} - V_{min})$ ……（1）
　　　2) 減少する場合；$Uf = 100 \times (V_{max} - f) / (V_{max} - V_{min})$ ……（2）

fは要因の値，V_{max}とV_{min}はそれぞれ可能性のある最大値と最小値である．結果を表1に示す．

表1により，有効率の効用スコアーの計算は，式(1)を利用する．$Uf = 100 \times (60\% - 33\%) / (90\% - 33\%) = 47.4$となる．

また，費用については式(2)を利用する．ジルチアゼムの場合は，1ヵ月当たりの薬剤費は＄6から＄60/月の範囲（＄6と＄60は，それぞれ100と0に割り当てた）である．したがって，$Uf = 100 \times (\$60 - \$43.6) / (\$60 - \$6) = 30.4$となる．

Step 7：各属性と要因の重み付けを決定する．

各要因は，それぞれ属性に対して貢献度，すなわち貢献度の違いにより重み付けが異なる．このStep 7では，臨床的経験によるアプローチを用いることになる．有効性，安全性，患者の許容，費用それぞれの属性の相対的貢献度を2.5，2.0，1.5，1.0としている．こ

表2 MATU法に必要な各属性のWeight

Attribute	Ratio Weight	Total Weight
有効性	2.5	0.36
安全性	2	0.29
患者の許容	1.5	0.21
費用	1	0.14
Total		1

表3 各要因の効用スコアーと属性と要因のWeight

Attribute and Factor	Ratio Weight	Factor	Total Weight
安全性			
副作用・費用（重度）	5	0.83	0.24
副作用・費用（軽度）	1	0.17	0.05
Total		1	0.29
患者の許容			
副作用（重度）	12	0.57	0.12
副作用（中等度）	6	0.29	0.06
副作用（軽度）	2	0.09	0.02
用法	1	0.05	0.01
Total		1	0.21

表4 MATU法による最大総効用スコアー

薬剤名	有効性	費用	安全性	患者の許容	Total Utility Score
Verapamil, generic	17.1	12.5	19.5	16.9	66
Verapamil, brand-name		7.8	19.5	16.9	61.3
Diltiazem		4.3	20.4	17.8	59.6
Nicardipin		8.7	13.6	15.2	54.6
Nifedipine		6.4	3.8	8.6	35.9

れは，有効性と安全性が費用より2.5倍と2倍の貢献度があることを示している．また，属性間の比率の和が1.0にならなければならない．以上の結果を表2，表3に示す．

Step 8：各代替薬剤の総効用スコアーを計算する．

各薬剤の総効用スコアーは，式(3)と(4)を用いて計算する．

$$Ua = \Sigma Wf \times Uf \cdots\cdots (3)$$
$$Ut = \Sigma Wa \times Uf \cdots\cdots (4)$$

WfとWaはそれぞれ要因と属性に割り当てられた重み付けである．UaとUtはそれぞれ属性効用スコアーと総効用スコアーである．

例としてジルチアゼムの場合については，

Ua1（有効性）＝ (1.0 × 47.4) ＝ 47.4

Ua2（安全性）＝ (0.83 × 68) ＋ (0.17 × 82) ＝ 70.4

Ua3（患者の受入）＝ (0.57 × 92) ＋ (0.29 × 82) ＋ (0.09 × 76) ＋ (0.05 × 33.3) ＝ 84.7

Ua4（費用）＝ (1.0 × 30.4) ＝ 30.4

総効用スコアーは，

Ut ＝ (Wa1 × Ua1) ＋ (Wa2 × Ua2) ＋ (Wa3 × Ua3) ＋ (Wa4 × Ua4) ＝ (0.36 × 47.4) ＋ (0.29 × 70.4) ＋ (0.21 × 84.7) ＋ (0.14 × 30.4) ＝ 59.6

表4に計算結果を示す．

Step 9：どの代替薬剤が最大総効用スコアーであるかを決定する．

表4に示すように，属性，要因，重み付けによる計算の結果，最大総効用スコアーは，ベラパミル（後発品）＞ベラパミル（先発品）＞ジルチアゼム＞ニカルジピン＞ニフェジピンである．

Step 10：感度分析を行う．

各属性の要因効用スコアーの値を，一定の範囲で変化させることにより，結果がどのように変わるかを評価する必要がある．特にMAUT法は，主観的な部分によりスコアー化や重み付けを行う場合があり，これらの値を変化させることにより，総効用スコアーにどのような変化が生じるかを確認することは非常に重要である．

MAUT法は，代替薬剤の選択を比較するための意思決定分析である．臨床判断分析とは違い，属性の決定には，主観的データや客観的データによって特徴付けられる．分析方法そのものは比較的簡単であるが，評価するための適切な要因と効用スケール，属性に対する重み付けに幾分の難しさが要求される．

次回は，臨床判断分析と多属性効用理論の統合型薬剤経済分析について解説する．

文　献

1) Lisa A Sanchez Jeffrey T Lee：Applied pharmacoeconomics：Modeling data from internal and external sources. Am J Health-Syst Pharm, 57：146-158, 2000
2) 山科　章，井上忠夫：臨床業務におけるEBM，エルゼビア・サイエンス ミクス，東京，2000
3) Alan H Mutnich, Barbara Szymusiak-Mutnick et al：Using Decision Analysis in the Evaluation of Drug Therapy. Pharmacy Times, November 59-66, 1990
4) Gerald E Schumacher：Multiattribute evaluation in formulary decision making as applied to calcium-channel blockers. Am J Hosp Pharm, 48：301-308, 1991

薬剤経済学に必要な分析方法(その2)

はじめに

臨床判断分析による薬剤経済評価モデルの手法は，薬剤師がより多くの情報に基づいて，医療行為の決定を行う手助けをすることができる[1~3]．

今回は，臨床判断分析と多属性効用理論を使用した2種類の薬剤経済学の分析方法について解説する．

> **シナリオ**
>
> 薬事委員会の席上，委員長から病院の薬剤を削減し，医療の質の向上と医療費を有効に活用したい．当院には，同種同効薬も多く採用されているが，これらの薬剤を削除し院内採用薬品の見直しをはかる時期に来ている．そこで，次回の薬事委員会までにどのような方法でこの問題を解決したらよいか薬剤部に依頼したい．副委員長である薬剤部長は，早々この問題に対処するために論文を検索し，2種類の薬剤経済分析方法があることを知った．

H_2-受容体拮抗薬（ファモチジン，シメチジン）を例に，ファモチジンの使用を制限し，シメチジンを第1処方に指定して，その使用量が80％になれば，年間125,000ドルの医療費が削減できるとの論文が検索された[4]．

この論文の報告では，ストレス潰瘍の予防のためにH_2-受容体拮抗薬の静脈内投与を受けている患者を対象に，治療効果と治療に関連した費用について評価が行われた．

調査期間は，2ヵ月間にわたり，除外基準としてプロトンポンプ阻害薬，スクラルファートなどの抗潰瘍剤，胃潰瘍などの既往歴のある患者，経口H_2-受容体拮抗薬が投与されている患者，静脈内投与が72時間未満の患者，18歳未満の患者である．分析に必要なデータは，患者背景因子，入院日，投与量，投与期間，併用薬剤，臨床検査値および副作用，治療に必要とした費用（直接費用）である．

さらに，治療効果が認められた場合の基準として（1）ストレス潰瘍の予防のためシメチジン，ファモチジン投与期間中，急性の上部消化管出血が発現しなかった．（2）シメチジン，ファモチジンの投与中止またはほかの治療の追加を必要とする副作用が発現しなかった場合とした．治療効果が認められなかった場合の基準としては，（1）シメチジン，ファモチジン投与によっても効果が認められず薬剤の変更や追加を必要とした．（2）治療効果がなく上部消化管出血が認められ外科的手術を必要とした．（3）副作用のため投与中止せざるをえなかった場合とした．

調査対象となった患者は，62名（シメチジン投与群：43名，ファモチジン投与群：19名）

平均年齢52歳,男性29名,女性33名,平均投与期間は,シメチジン投与群：12.3日,ファモチジン投与群：9.8日であった.

これらの収集した情報に基づいて治療効果ありと治療効果なしに分類し,薬剤経済評価の分析には臨床判断分析（decision analysis）と多属性効用理論（MAUT：multiattribute utility theory）を用いた.薬剤の費用・効果分析には,臨床判断分析を,治療に対する人間学的評価（humanistic evaluation）を加味した分析には,多属性効用理論を用いて行われた.

1. 臨床判断分析による薬剤経済評価

1) Step 1　治療の代替薬の選択および分析の視点と時間枠の決定

治療の代替薬をシメチジンとファモチジンとして,分析の視点は,病院の立場とした.また,患者の治療効果による期間を投与開始から退院までの時間とした.

2) Step 2　判断分析過程の構造化

判断樹（Decision Tree）を作成する（図1）.この判断樹は,処方決定の際の選択肢とアウトカムを構造化し,薬剤に関わる費用・効果を評価する.判断樹の□は,選択点（Choice Node）と呼ばれ,意思決定者がシメチジンかファモチジンかを選択する.○は偶発点（Chance Node）と呼ばれ,分岐するアウトカムは,確率によって支配される.すなわち,この論文では,シメチジン投与群43名のうち,39名は治療に成功し,4名が失敗した.ファモチジン投与群では,19名のうち17名は治療に成功し,2名が失敗したことが示されている.

3) Step 3　アウトカムの確率算定

各アウトカムの確率は,収集したデータから算出した.シメチジン投与群の治療成功確率は90％,治療失敗確率は10％であった.ファモチジン投与群では,成功確率89％,失敗確率11％であった.

4) Step 4　アウトカムの定量化

この判断樹では,9個のアウトカムが設定されている.各アウトカムの定量化のため,全過程の平均コスト（副作用,治療失敗による処置,新たに追加された薬剤および治療法に関連したコスト）が算出されている.

5) Step 5　期待値の算定および目標期待値に基づく代替案の選択

期待値は,確率と各アウトカム値の積の合計を計算して求める.判断樹からストレス潰瘍予防のためにシメチジンが投与された場合の平均コストは,

$\{(49.8 \times 0.92)+(158.82 \times 0.08)\} \times 0.9 + \{(616.56 \times 0.25)+(94.26 \times 0.25)+(232.51 \times 0.5)\} \times 0.1 = 82.01$ であり

表1　臨床判断分析 Decision analysis

- ステップ1　治療の代替薬の選択と調査の視点および時間枠の決定
- ステップ2　判断分析過程の構造化
- ステップ3　アウトカムの確率算定
- ステップ4　アウトカムの数量化
- ステップ5　期待値の算定および目標期待値に基づく代替案の選択
- ステップ6　感度分析の実施

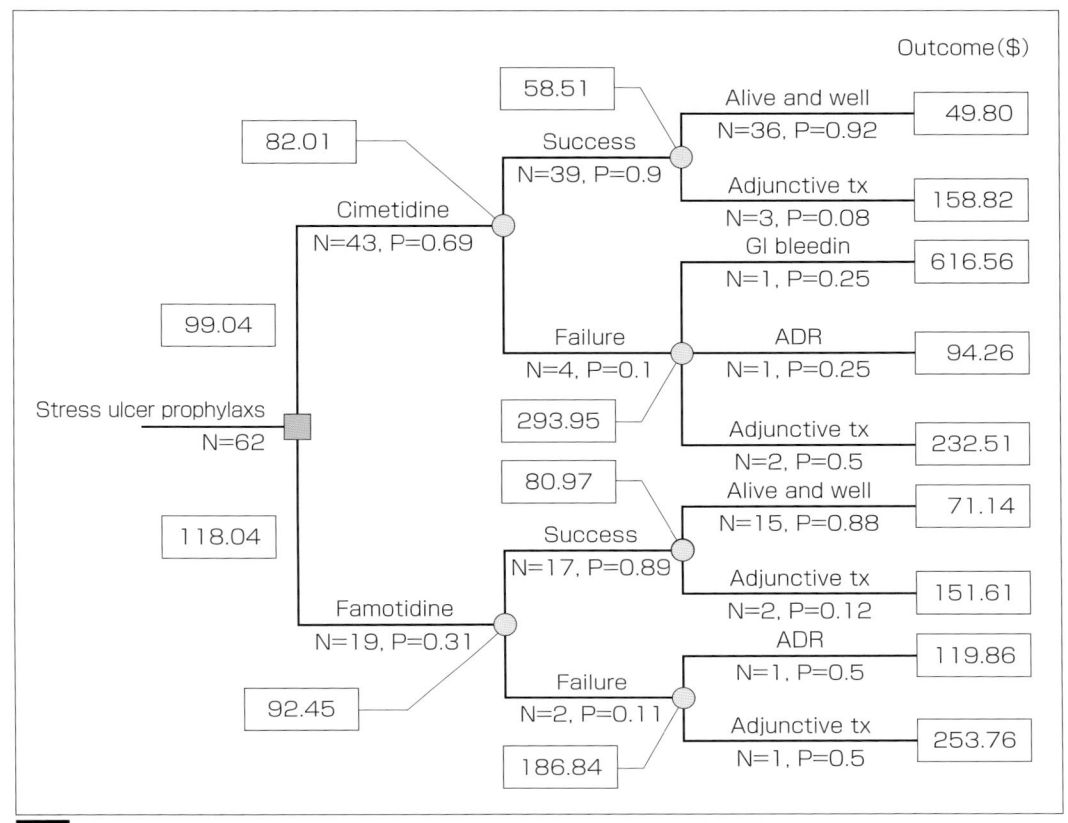

図1 Decision tree used in the decision analysis
（Am J Health-Syst Pharm, Vol55 Dec15, 1998より引用）

同様に，ファモチジンが投与された場合の平均コストは，
$\{(71.14 \times 0.88) + (151.61 \times 0.12)\} \times 0.89 + \{(119.86 \times 0.5) + (253.76 \times 0.5)\} \times 0.11 = 92.45$ となる．

したがって，平均コストは，シメチジンの投与がより費用が安いことを示している．

さらに，費用・効果比を計算すると，

シメチジンは，$82.01 \div (0.92 \times 0.9) = 99.04$，ファモチジンは，$92.45 \div (0.88 \times 0.89) = 118.04$ となりシメチジンの投与が費用・効果比でも優れた薬剤といえる（図1）．

6）Step 6 感度分析の実施

感度分析を用いて判断分析に利用した計算データの妥当性を検証しなければならない．結果の信頼性は，結論がデータの変化によって影響されないときに保証される．一般に，臨床データの確率やアウトカムのコストは変動する．この研究では，治療成績である確率を変化させて結論がどのように変化するかを確認している．

例えば，シメチジンの有効率が20％ならば，シメチジンの投与による平均コストは約250ドルとなり，シメチジンの有効率が90％ならば，コストは約82ドルとなる．感度分析の結果から，シメチジンとファモチジンの有効率が80％のところで交叉している．このことは，シメチジンの有効率が80％であり，ファモチジンの有効率がそれと同等以下であれ

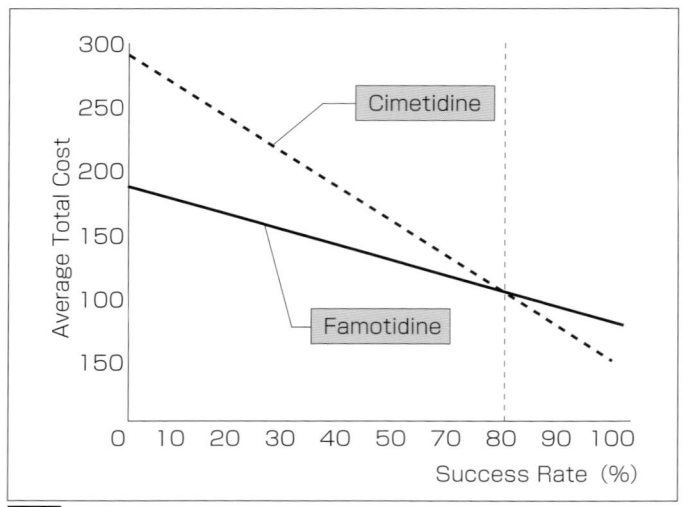

図2 Sensitivity analysis of decision analysis results
(Am J Health-Syst Pharm, Vol55 Dec15, 1998より引用)

ば，今回の臨床データによる判断分析からシメチジン投与の方が費用・効果に（費用・効果比ではない）優れた薬剤であることを意味している（図2）．

2. 多属性効用理論による薬剤経済評価

　臨床判断分析によって，シメチジン投与とファモチジン投与の経済性および臨床的アウトカムの薬剤経済評価を行った．

　さらに，経済的，臨床的評価に加え，人間学的評価（humanistic evaluation）を考慮した多属性効用理論（MAUT；Multiattribute Utility Theory）[5,6]を用いて薬剤経済評価を行った場合について解説する（表2）．

　MAUTは，特異的な属性の寄与を評価する意思決定モデルである．この臨床研究では，属性には便宜性因子として投与回数，治療期間中の用量変更回数などを考慮に入れてある．

1）Step 1　意思決定過程に寄与する属性の決定

　MAUTを用いる最初のステップは，考慮すべき属性を決定し，ついで意思決定過程に寄与するそれぞれの属性を示すMAUT分析表を作成しなければならない．この論文では，属性として投与回数，用量変更回数，コスト，有効性が考慮されている（**表3-A**）．

2）Step 2　属性の重みづけ

　MAUTの第2のステップは，最終的な決定のための各属性の重みを決定しなければならない．この重みづけは，一般には，数名の専門医や委員会の視点から合意によって決定される．この論文の場合，有効性を60％，コストを20％，投与回数と用量変更回数をそれぞれ10％としてある．これらの属性の重みづけをMAUT分析表に記入したのが**表3-B**である．

表2 多属性効用理論Multiatrribute utility theory

- ステップ1　意思決定過程に寄与する属性の決定
- ステップ2　属性の重みづけ
- ステップ3　属性に対する価値の計算
- ステップ4　最高総合点を有する薬剤の選択
- ステップ5　感度分析の実施

表3 多属性効用理論に基づく分析のための評価手順表（1）

	Drug	Dosage Changes	Doses/Day	Cost	Efficacy
A	Cimetidine				
	Famotidine				
B		Weight 10%	Weight 10%	Weight 20%	Weight 60%
	Cimetidine				
	Famotidine				

3）Step 3　属性に対する価値の計算

　MAUTの第3のステップは，有効性およびコストの各属性に対する価値（点数）を求めることである．各患者の1日投与回数は，臨床研究データの総投与回数から患者1人あたりの平均投与回数を求め，平均投与期間で除することにより求めることができる．シメチジンを投与された患者の1日投与回数は1.87回，ファモチジンを投与された患者の1日投与回数は1.4回である．したがって，シメチジンでは，総投与回数に対する寄与率は $\{1.87 \div (1.87 + 1.4)\} \times 100 = 57\%$，ファモチジンの総投与回数に対する寄与率は，$\{1.4 \div (1.87 + 1.4)\} \times 100 = 43\%$ である．また，シメチジンの用量変更回数は，1.32回，ファモチジンの用量変更回数は0.84回である．したがって，シメチジンの用量変更回数に対する寄与率は $\{(1.32 \div (1.32 + 0.84))\} \times 100 = 61\%$，ファモチジン投与の用量変更回数に対する寄与率は $\{(0.84 \div (1.32 + 0.84))\} \times 100 = 39\%$ である．

　以上のことから，平均してファモチジン投与は，シメチジン投与より1日投与回数と用量変更回数が少ないため，各属性の価値（点数）をファモチジンでは，1日投与回数 $100 - 43 = 57$ 点，用量変更回数 $100 - 39 = 61$ 点とし，シメチジンでは，同様に1日投与回数 $100 - 57 = 43$ 点，用量変更回数 $100 - 61 = 39$ 点を割り付けた．最終的な各属性の寄与率を求めるために価値（点数）に重みを乗じることから，ファモチジンでは，$57 点 \times 1 (10\%) = 57$，$61 点 \times 1 (10\%) = 61$，シメチジンでは，$43 点 \times 1 (10\%) = 43$，$39 点 \times 1 (10 点) = 39$ となる．これらをMAUT分析表に記載したのが表4-Cである．

　次に，シメチジン投与による平均コストは82.01ドル，ファモチジン投与による平均コストは92.45ドルである．したがって患者1人あたりの平均コストに対する寄与率は，シメチジンが $\{82.01 \div (82.01 + 92.45)\} \times 100 = 47\%$，ファモチジンが $\{92.45 \div (82.01 + 92.45)\} \times 100 = 53\%$ である．同様に，コストの属性を価値（点数）化し重みを乗じることにより，シメチジンでは $100 - 47 = 53 点 \times 2 (20\%) = 106$，ファモチジンでは $100 - 53 = 47 点 \times 2 (20\%) = 94$ を付けMAUT分析表に記入したのが表4-Dである．

表4 多属性効用理論に基づく分析のための評価手順表(2)

	Drug	Dosage Changes Weight 10%	Doses/Day Weight 10%	Cost Weight 20%	Efficacy Weight 60%	総合点
C	Cimetidine	39	43			
	Famotidine	61	57			
D	Cimetidine	39	43	106		
	Famotidine	61	57	94		
E	Cimetidine	39	43	106	300	488
	Famotidine	61	57	94	300	512

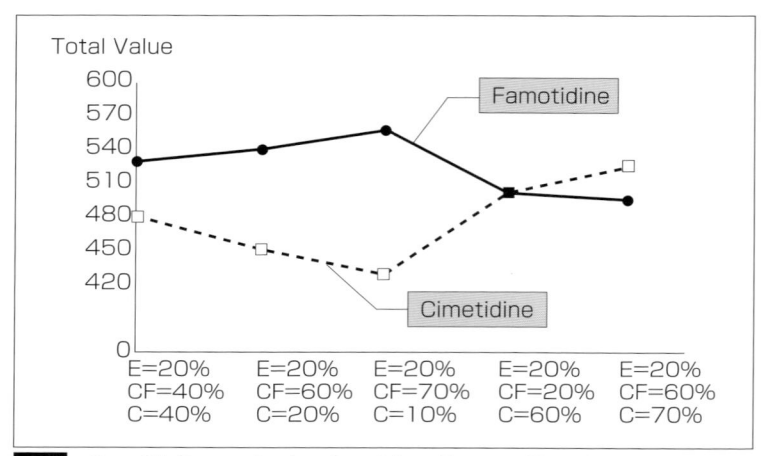

図2 Sensitivity analysis of multiattribute utility theory analysis
(Am J Health-Syst Pharm, Vol55 Dec15, 1998より引用)

　最後に，有効性であるが，シメチジン投与に対する有効率は90％，ファモチジン投与に対する有効率は89％である．したがって，有効率に対しての寄与率は同等と考えられるので50％である．前述と同様に，シメチジンでは100－50＝50×6（60％）＝300点，ファモチジンでは100－50＝50×6（60％）＝300点をMAUT分析表に記入したのが**表4-E**である．

4）Step 4　最高総合点を有する薬剤の選択

　最後のステップは，各薬剤の属性合計点数を求めることである．そして最も好ましい代替法として最高総合点を有する薬剤を選択することになる．MAUT分析によれば，ファモチジンが512点とシメチジンの488点より高く，好ましい薬剤選択となる（表4-E）．

5）Step 5　感度分析の実施

　各属性に対する重みづけは，恣意的に決定されているので，重みづけが変化することによって結果も当然変化する．MAUT分析の結果が各属性の重みの変動に伴いどのように変化するか確認しなければならない．図3はシメチジンとファモチジンの有効性を20％減少させ，便宜的因子としてのコストの重みを変化させた．シメチジンのコストに対する重みが60％以上であり，有効率が同等であればシメチジンが好ましい薬剤といえる．

Am J Health-Syst Pharn に収載された臨床判断分析と多属性効用理論の統合分析について解説を加えた．

臨床判断分析と人間学的評価（humanistic evaluation）を考慮した多属性効用理論（MAUT；Multiattribute Utility Theory）を用いて薬剤経済評価を行うことは，各医療機関の特徴を十分に考慮された評価方法であり，病院薬剤師が薬剤経済学を実践するうえで応用可能な一手法であると考えられる．

次回は，薬剤経済学の評価方法として用いられている臨床判断分析の手法であるマルコフモデルについて解説する．

文　献

1) Lisa A Sanchez Jeffrey T Lee：Applied pharmacoeconomics：Modeling data from internal and external sources. Am J Health-Syst Pharm, 57；146-158, 2000
2) 山科　章　井上忠夫：臨床業務におけるEBM，ミクス，東京，2000
3) Alan H Mutnich, Barbara Szymusiak-Mutnick et al：Using Decision Analysis in the Evaluation of Drug Therapy. Pharmacy Times, November 59-66, 1990
4) Shanyn McCoy, Jane Blayey-Chandramouli, Alan Mutnick：Using multiple pharmacoeconomic methods to conduct a cost-effectiveness analysis of histamine H_2-receptor antagonists. Am J Health-Syst Pharm, 55 (Suppl 4)；S8-12, 1998
5) Gerald E Schumacher：Multiattribute evaluation in formulary decision making as applied to calcium-channel blockers. Am J Hosp Pharm, 48：301-308, 1991
6) Trisha A Smith, Dena M Behm Dillon, Rudolf J Kotula and Alan H Mutnick：Evaluation of antimicrobial surgical prophylaxis with multiattribute utility theory. Am J Health − Syst Pharm, 58：251-255, 2001

第 V 章

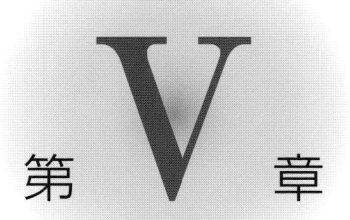

薬剤経済学と
マルコフモデル理論と応用

薬剤経済学とマルコフモデル
（Markov Model）理論と応用（その1）

はじめに

患者の価値観やニーズが変化してきた現在，治療行為の結果を"生か死"という単純な指標でのみ評価することを困難としている．適切な薬物治療を行うために，患者の健康状態が様々な経過をたどって別の健康状態へ移行する場合従来の臨床判断分析では患者の状態を構造的に示すことができない．医療行為の価値および患者のQOLを定量的に表すことで，誰もがその過程を客観的に理解する必要がある．その最も有力な方法がマルコフモデルである．

1. マルコフモデルとは

1983年に，BeckとPaukerがマルコフモデルを医療に適用したのが始まりである．

マルコフモデルとは，ある健康状態から別の健康状態へ移行するような複雑な臨床経過を，より正確に表現する方法として臨床判断分析で使用される．

たとえば，抗凝固治療中の脳卒中のリスクを持つイベントには重要な2つの意味合

図1 抗凝固療法による判断樹

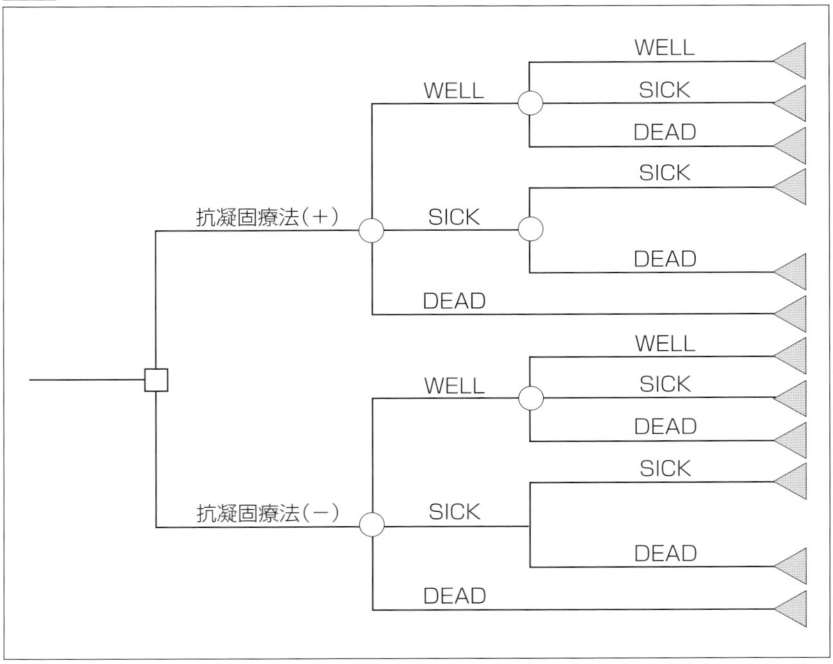

いがある．1つは，イベントが起こる時期が不確実であることである．すぐにおきる脳卒中は10年後におきる脳卒中よりも患者に違ったインパクトを与える．臨床経済分析の領域では，後におこるイベントは早い時期に起こるイベントよりも，よりインパクトが薄いというように費用と効用の価値が減ずる．2つ目は，あるイベントが複数回起こるかもしれないことである．反復的またはいつ起こるかわからないイベントを従来の単純な臨床判断分析モデルを用いて表現することは難しい．

　例として，心臓弁置換術を受けて，抗凝固剤が投与されている患者を想定した場合，このような患者は，いずれ塞栓ができるか，出血を起こすなどの身体的障害を起こす可能性がある．このようなイベントは短期および長期にわたり不完全な健康状態を作り出す．最終的には，患者の死を招く．図1は，このような患者の判断樹を作成したものである．このモデルの欠点は，いつイベントが起こるか明確でない．また，出血や塞栓などの身体的障害は1回しか起こらないことを想定している．実際には，どちらのイベントも1回以上起こる可能性がある．さらに，無症状，身体的障害の終末点では，致死的でない状態の予後が明確化されていない．

　また，無作為化比較試験などでは，対象となる患者の結果を何年後における生か死としてとらえているが，マルコフモデルによる臨床判断分析では何年後までの有効性を生活の質で調整した余命（quality-adjusted life year：QALY）[*]で表している．ここにマルコフモデルの大きな特徴がある．

2．マルコフモデルの構造

　マルコフモデルは継続したリスクを含む臨床的問題の予後をモデル化するのに簡便な分析方法である．モデルは，患者がつねにマルコフ状態と呼ばれるいくつかの限定された健康状態のひとつにあると仮定する．すべてのイベントはひとつの状態からほかの状態への移行を表している．それぞれの状態には効用が割り当てられていて，全体の予後に対するこの効用の寄与は，その状態で過ごす時間の長さに依存している．先ほど例にした心臓弁置換術を受けた患者において，これらの状態は「健康」，「身体的障害」，「死亡」である．分析の時間枠はマルコフサイクルと呼ばれ，均等に区分された時間の増分として分割される．

　それぞれのサイクルの間，患者は1つの状態からほかの状態へ移行する．図2は状態移行ダイアグラムと呼ばれる一般的に用いられるマルコフ過程の表現法を示しており，そこでは各状態は円で表される．2つの違った状態をつなぐ矢印は移行できることを表す．自分自身に向かっている矢印は患者がいくつかのサイクル中その状態にとどまっていることを示し，決まった移行のみが許される．例えば，「健康」状態にあ

＊QALYとは，生活の質（QOL）で補正した生存年数（QALY：quality adjusted life year）である．不完全な健康状態で過ごす余命年数を完全な健康状態での余命年数に置き換えた場合どのくらいになるかを指標としたものである．健康な状態での余命1年は1.0QALYである．たとえば，健康な状態での余命が5年で，不完全な健康状態での生活の質が0.8の場合，健康状態で生きる人の生活の質で補正した余命は，5×0.8＝4年である．

る患者は「身体的障害」状態には移行できるが,「身体的障害」状態から「健康」への移行は許されない.「健康」状態または「身体的障害」の人は死ぬことがある.この場合「死亡」状態に移行する.しかしながら,「死亡」状態にある人は,当然ながら,ほかの状態への移行はできない.それゆえ,「死亡」状態からの矢印は自分自身にもどる.ある状態の患者は1サイクルの間,ひとつの状態移行しかできない.サイクルの長さは,臨床的に意味のある時間間隔を表現している.患者の生涯におよんだイベントが比較的まれなモデルに対しては,サイクルの長さは一般に1年に設定されている.一方,もし時間枠がより短く,より頻繁にイベントが発生するなら,サイクルの長さは短くなる.例えば,月単位や週単位に設定される.

1) マルコフモデルの推移確率

・推移確率の求め方

マルコフモデルでは,ある状態からある状態へ移行する場合,推移確率は,時間とともに変化することを考慮に入れている.例えば,「健康」状態から「死亡」状態への移行に対する推移確率は,2つの状態を設定している.1つは,問題としている疾患と関係のない死亡の確率である.通常,この確率は,時間とともに変化する.すなわち,人は年をとるにつれて死亡の確率は増加する.2つ目は,サイクルの途中,致死的な出血や塞栓を起こすことである.この確率は,ある健康状態からほかの健康状態に移行する比率で表される.比率は単位時間あたりのある数の患者に対してのイベント(例えば死亡)の発生数で記述される.比率の範囲は0から無限である.一方,確率はイベントがある時間の長さで起こり確率の範囲は0〜1である.比率を確率に変換するための式を下記に示す.

比率(r),時間(t)で起こるイベントの確率(P)は次の式で与えられる.

マルコフモデルでは,単位時間当たりの死亡率が一定なので,生存曲線は指数分布となる.

$$t\text{時間後の生存割合} = \exp^{(-rt)} \quad ①$$

$$t\text{時間後の死亡割合} = 1 - \exp^{(-rt)} \quad ②$$

したがって,定数rが決まればt時間後の生存割合,死亡割合を求めることができる.逆に,ある時間の生存割合,または死亡割合がわかっていれば,次のような式によって定数rを求めることができる.

$$r = -\{\ln(1-P)\}/t \quad ③$$

死亡率と死亡割合とは,次のように説明できる.

・t時間目の死亡割合とは,t時間目に死亡している確率である.

・死亡率とは,t時間目からt+1時間目に移行する際に死亡する確率であり,いわゆるハザード関数である.

マルコフモデルでは,単位時間当たりの死亡率が一定なので,次のような式で表される.

$$t\text{時間の生存割合} = \exp^{(-rt)} \quad ④$$

$$t+1\text{時間目の生存割合} = \exp^{\{-r(t+1)\}} = \exp^{(-rt)} * \exp^{(-r)} \quad ⑤$$

したがって,t時間目からt+1時間目に移行する際の死亡率は

$$= \exp^{(-rt)} - \exp^{(-rt)} * \exp^{(-r)}\}/\exp^{(-rt)} = 1 - \exp^{(-r)} \quad ⑥$$

となる.

図2 抗凝固療法によるマルコフモデル
　　　—状態移行ダイアグラム—

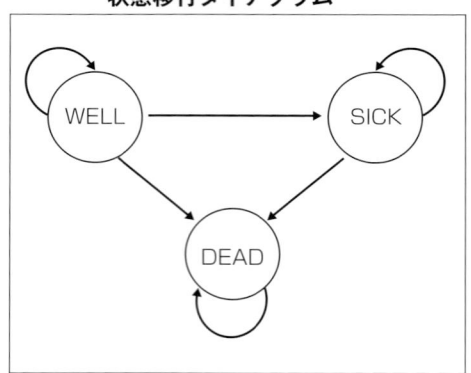

表1 マルコフモデルの手順

Step 1：モデルに含める健康状態を決定し，それぞれの健康状態間の移行を明らかにする．
Step 2：マルコフモデルの1サイクルの長さを選択する．
Step 3：推移確率を推定する．
Step 4：推定された推移確率から治療を行わなかった場合の結果を求める．

例1：患者100人について調査したところ，3年後に20人が再発した．5年後は，何人再発しているだろうか？
　式③より，
　$r = -\{\ln(1-0.2)\}/3 = 0.0744$　よって5年後では，
　$P(5) = 1 - \exp^{(-0.0744*5)} = 0.3106$
　31人が再発している．

例2：生存期間の中央値は7.4ヵ月であった．1ヵ月当たりの死亡率は何％か？
　$r = -\{\ln(1-0.5)\}/7.4 = 0.0937$
　1ヵ月当たりの死亡率 $= 1 - \exp^{(-0.0937)} = 0.0894$
　1ヵ月当たりの死亡率は8.94％である．

2）期待効用値

期待効用値を求めるには，個々の状態ですごす平均時間を加えることによって求めることができる．

　期待効用 $= \Sigma(n, s=1) t_s$

t_sは状態sですごす時間を表す．

ある状態で1サイクルを過ごす効用は，増分効用といわれる．図2に示したマルコフ過程を考えた場合，「身体障害」状態の増分効用が0.5だとすると，「身体障害」状態でサイクルを過ごすのは，期待される効用に対して0.5の質で調節したサイクル分だけ寄与することを意味している．全マルコフ過程で生じる効用は，各状態ですごすサイクルの総数であり，それぞれはその状態での増分効用が掛けられる．

　期待効用値 $= \Sigma(n, s=1) t_s \times u_s$

u_sは，状態sでの増分効用．

ただし，「死亡」状態は0の増分効用と仮定，「健康」状態では1の増分効用を持つとする．もし，患者が「健康」状態で平均3サイクル過ごし，「死亡」状態に入る前に「身体障害」状態で2サイクルすごしたら，期待効用値は $(3\times1)+(2\times0.5)=4$ の質で調節したサイクルである．この数字は患者の質で調節された余命を表している．

3. マルコフモデルによる判断分析の手順 (表1)

Step 1：modelに含める健康状態を決定し，それぞれの健康状態間の移行を明らかにする．マルコフモデルによる患者の健康状態は複雑な推移を示すため必ず判断樹が示されている．

Step 2：Markov Modelの1サイクルの長さを選択する．

サイクルとは，患者の健康状態が次の健康状態に移行するのに必要な評価のための時間である．このサイクルは，臨床状態を反映していなければならない．サイクルの長さは対象となる疾患の健康状態の推移から判断することになる．

Step 3：推移確率を求める．

推移確率は，文献データから入手する確率から得られる．

Step 4：得られた推移確率から治療を行った場合と行わなかった場合の結果を求める．

マルコフモデルで求める期待余命は，一般的に仮想コホートが利用される．この方法は，ある年齢までに何人の患者が生存したか，または，全員死亡するまでに何年を要するか，計算を繰り返す方法であり，マルコフモデル解析専用のコンピュータソフトによって計算される．

4. マルコフモデルによる判断分析の実際例

> **シナリオ1**
>
> 50歳の男性，非弁膜性心房細動を有している．現在は特に症状はないが，文献によれば抗凝固療法を行えば，毎年1年間のうちに脳卒中になる確率は0.05，脳卒中から死亡する確率は0.2，無症状のまま翌年に移行する確率は0.92である．脳卒中の状態のまま翌年に移行する確率は0.8である．抗凝固療法を行わなかった場合，脳卒中になる確率は0.07，脳卒中から死亡する確率は0.5，無症状のまま翌年に移行する確率は0.88である．脳卒中の状態のまま翌年に移行する確率は0.5である．抗凝固療法を行った場合と行わなかった場合，10年後のこの患者の期待効用値はそれぞれどのくらいであろうか？　ただし脳卒中での効用値は0.5である．ただし，確率は，推移確率を示している．

解説：この患者のマルコフモデルにおける臨床状態は，無症状状態から脳卒中，死亡に移行し，脳卒中状態から死亡に移行する経過を図3，図4-1，図4-2に示す．マル

図3　抗凝固療法によるマルコフモデル

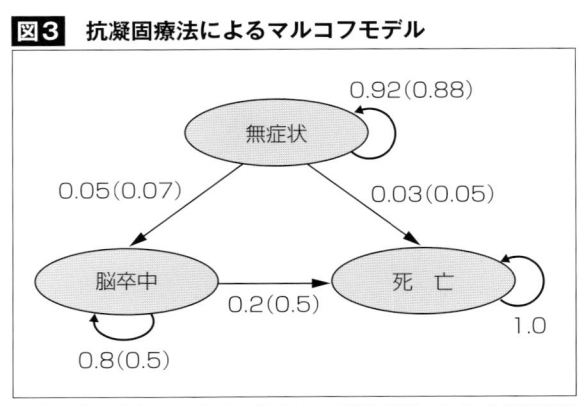

数値は推移確率，（　）内の数値は，抗凝固療法（－）の推移確率

図4-1 マルコフモデルの期待効用値：抗凝固療法（＋）

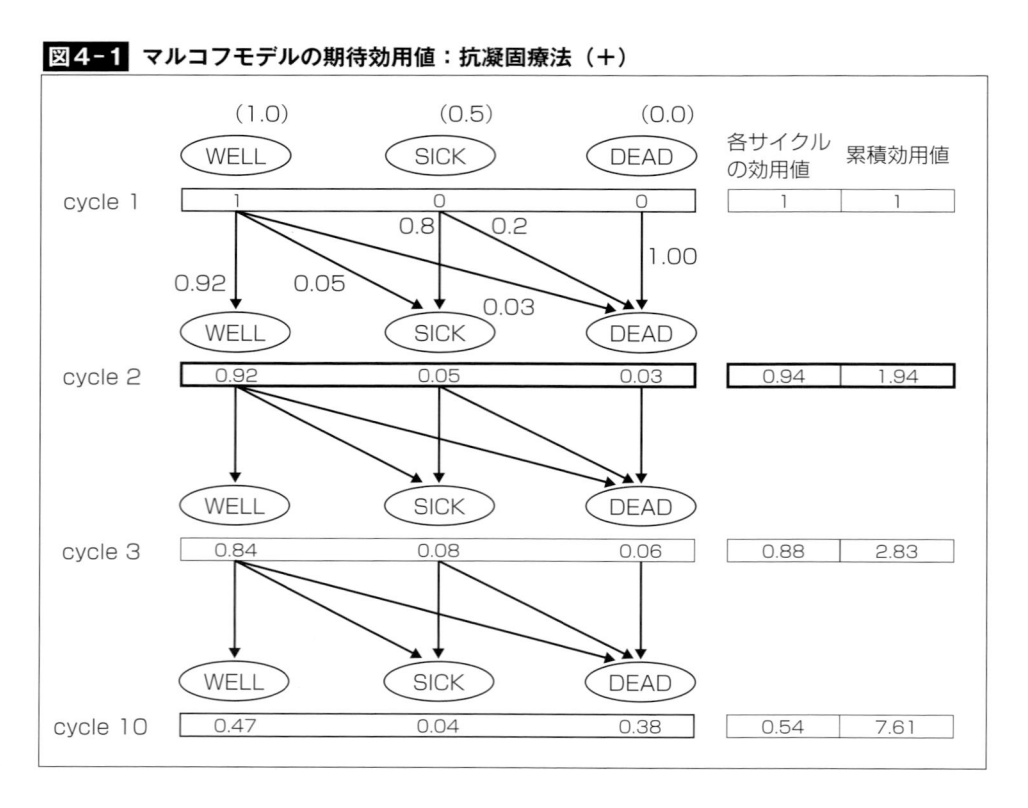

	(1.0) WELL	(0.5) SICK	(0.0) DEAD	各サイクルの効用値	累積効用値
cycle 1	1	0	0	1	1
cycle 2	0.92	0.05	0.03	0.94	1.94
cycle 3	0.84	0.08	0.06	0.88	2.83
cycle 10	0.47	0.04	0.38	0.54	7.61

遷移確率：WELL→WELL 0.92、WELL→SICK 0.05、WELL→DEAD 0.03、SICK→SICK 0.8、SICK→DEAD 0.2、DEAD→DEAD 1.00

図4-2 マルコフモデルの期待効用値：抗凝固療法（－）

	(1.0) WELL	(0.5) SICK	(0.0) DEAD	各サイクルの効用値	累積効用値
cycle 1	1	0	0	1	1
cycle 2	0.88	0.07	0.05	0.91	1.91
cycle 3	0.77	0.09	0.12	0.82	2.73
cycle 10	0.31	0.05	0.62	0.34	6.38

遷移確率：WELL→WELL 0.88、WELL→SICK 0.07、WELL→DEAD 0.05、SICK→SICK 0.5、SICK→DEAD 0.5、DEAD→DEAD 1.00

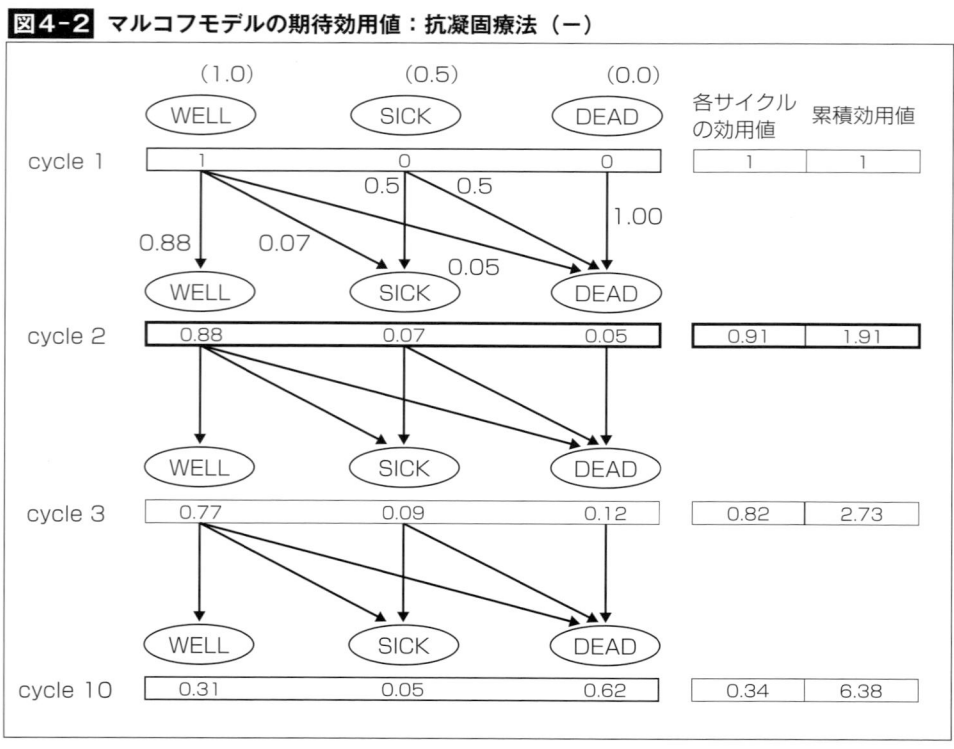

図5 抗凝固療法によるマルコフモデルの判断樹

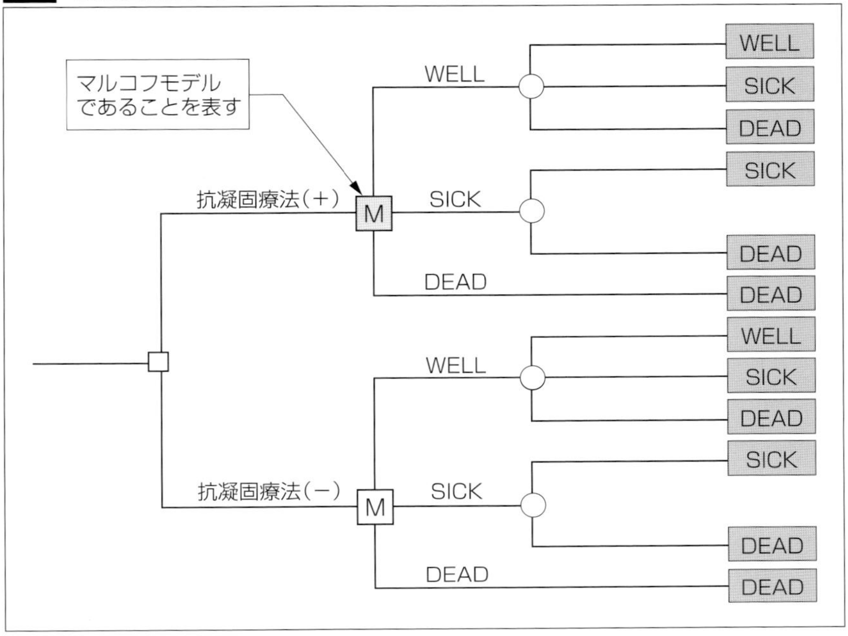

コフモデルを判断樹で示すと図5となりMはマルコフモデルであることを表している．

期待効用値の計算は，ある年の脳卒中の推移確率は，前年の無症状な状態から脳卒中に推移確率に，前年の脳卒中の状態が移行した推移確率を加えたものである．また，ある年に死亡した推移確率は前年までに死亡した推移確率に，前年に無症状から死亡した推移確率と脳卒中状態から死亡した推移確率を加えたものである．抗凝固療法を実施した場合の脳卒中での効用値は0.5であるから，各年（サイクル）での効用値とその累積効用値を計算すると10年後の期待効用値は7.6年となる（表2-1）．

同様に，抗凝固療法を行わなかった場合の脳卒中の効用値は0.5であるから，10年後の期待効用値は，6.38年となる（表2-2）．

シナリオ2

内科カンファレンスで，心房細動を有する脳卒中の患者に抗凝固剤を投与するかどうか議論された．そこで，薬剤師は，マルコフモデルにより抗凝固剤を使用する患者100,000人，使用しない患者100,000人を対象として仮想コホートにより心房細動を有する脳卒中の患者がどのくらい期待余命を得られるか計算することになった．

解説：心房細動の患者に対して抗凝固剤の投与を行うかどうかを仮想コホートによりマルコフモデルを用いる．

マルコフモデルを用いて期待余命に関する情報を得るには，一般的に，仮想コホート分析が多く用いられる．

表2-1　抗凝固療法（＋）におけるマルコフモデルの期待効用値

サイクル(年)	WELL	SICK	DEAD	各周期の効用値	累積効用値
1	1.0000	0	0	1.0000	1.0000
2	0.9200	0.0500	0.0300	0.9450	1.9450
3	0.8464	0.0860	0.0676	0.8894	2.8344
4	0.7787	0.1111	0.1102	0.8342	3.6686
5	0.7164	0.1278	0.1558	0.7803	4.4490
6	0.6591	0.1381	0.2028	0.7281	5.1771
7	0.6064	0.1434	0.2502	0.6781	5.8551
8	0.5578	0.1451	0.2971	0.6304	6.4855
9	0.5132	0.1439	0.3428	0.5852	7.0707
10	0.4722	0.1408	0.3870	0.5426	7.6133

●10年後の期待効用値は7.6年

表2-2　抗凝固療法（－）におけるマルコフモデルの期待効用値

サイクル(年)	WELL	SICK	DEAD	各周期の効用値	累積効用値
1	1.0000	0	0	1.0000	1.0000
2	0.8800	0.0700	0.0500	0.9150	1.9150
3	0.7744	0.0966	0.1290	0.8227	2.7377
4	0.6815	0.1025	0.2160	0.7327	3.4704
5	0.5997	0.0990	0.3013	0.6492	4.1196
6	0.5277	0.0915	0.3808	0.5735	4.6931
7	0.4644	0.0827	0.4529	0.5057	5.1988
8	0.4087	0.0738	0.5175	0.4456	5.6444
9	0.3596	0.0655	0.5748	0.3924	6.0368
10	0.3165	0.579	0.6256	0.3454	6.3822

●10年後の期待効用値は6.38年

　マルコフモデルでの期待余命を決定する上で最も簡単な方法は，治療群と非治療群からなる仮想コホートの結果を，仮想コホートの参加者全員が死亡するまでサイクルを繰り返す方法である．
　ここでは，仮想コホートを用いた例を表3に示す．
　この例では，サイクル0において，抗凝固剤を投与された100,000例の仮想コホートは，サイクル0からサイクル1の間で無症状の患者が92,000例，脳卒中の患者5,000例，死亡する患者が3,000例と推定される．サイクル1からサイクル2の間で，良好な健康状態であった無症状症例のうち，8,600例が再脳卒中を起こし，3,760例が死亡したと推定される．一方，抗凝固剤を投与されていない100,000例の仮想コホートでは，サイクル0からサイクル1の間で無症状の患者が88,000例，脳卒中の患者が7,000例，死亡する患

表3 仮想コホートを用いた抗凝固療法の期待余命

	抗凝固療法(＋)			抗凝固療法(－)		
サイクル(年)	WELL	SICK	DEAD	WELL	SICK	DEAD
0	100,000			100,000		
1	92,000	5,000	3,000	88,000	7,000	5,000
2	84,640	8,600	3,760	77,440	9,660	9,230
3	77,869	11,112	4,259	68,147	10,251	8,997
4	71,639	12,783	4,558	59,970	9,896	8,355
5	65,908	13,808	4,706	52,773	9,146	7,571
6	60,636	14,342	4,739	46,440	8,267	6,772
7	55,785	14,505	4,687	40,868	7,384	6,014
8	51,322	14,394	4,575	35,963	6,553	5,320
9	47,216	14,081	4,418	31,648	5,794	4,695
10	43,439	13,626	4,233	27,850	5,112	4,139
11	39,964	13,072	4,028	24,508	4,506	3,645
12	36,767	12,456	3,813	21,567	3,968	3,210
13	33,825	11,803	3,594	18,979	3,494	2,825
14	31,119	11,134	3,375	16,702	3,075	2,487
15	28,630	10,463	3,160	14,697	2,707	2,189
16	26,339	9,802	2,952	12,934	2,382	1,926
17	24,232	9,159	2,751	11,382	2,096	1,695
18	22,294	8,538	2,559	10,016	1,845	1,492
19	20,510	7,945	2,376	8,814	1,624	1,313
合計	914,133	216,624	71,544	668,698	104,760	86,874
平均サイクル数	9.14	2.17	0.72	6.69	1.05	0.87

期待余命：抗凝固療法(－) 6.69＋1.05＝7.74年
期待余命：抗凝固療法(＋) 9.14＋2.17＝11.31年

差 11.31－7.74＝3.57年

者が5,000例と推定される．

　仮想コホートの全員が死亡するまで計算を繰り返した結果，どちらの療法が期待余命をもたらすか計算することができる．この例では，20年後において抗凝固剤を投与された患者の方が3.57年期待余命があると判断できる．

　マルコフモデルは，複雑な計算を必要とするためコンピュータソフトウエアーを利用することによって比較的簡単に分析することが可能である．主なソフトウエアーとして，SMLTREE (Hollenberg JP. Version 2.9 Roslyn NY), DECISION MARKER (Pratt Medical Group, Boston, MA), DATA (http://www.treeage.com)などが入手可能である．

　次回は，マルコフモデルの応用について解説する．

文　献

1) Beck JR, Pauker SG：The Markov process in medical prognosis. Med Decis Making, 3：419-458, 1983
2) Frank A. Sonnenberg, MD, J Robert Bec MD：Markov Models in Medical Decision Making. A Practical Guide. Med Decis Making, 13：322-338, 1993
3) David Naimark MD, Murray D, Krahn MD et al：Primer on Medical Decision Analysis：Part 5-Working with Markov Processes. Med Decis Making, 17：152-159, 1997
4) 福井次矢，青木則明監訳：EBMのためのデータ統合型研究，メディカル・サイエンス・インターナショナル，東京，1999

薬剤経済学とマルコフモデル
(Markov Model)理論と応用(その2)

はじめに

　マルコフモデルは，1983年に，BeckとPaukerが医療に適用したのが始まりである．マルコフモデルは，ある健康状態から別の健康状態へ移行するような複雑な臨床経過を，より正確に表現する方法として臨床判断分析で使用されている．近年このマルコフモデルは，薬剤経済学の分野で広く使用されてきている．今回，マルコフモデルを利用した薬剤経済学の実例を紹介する．

> シナリオ
> 左室駆出率35%以下，臨床的に症状は安定している60歳の男性．従来から，ジゴキシン，フロセミド，エナラプリルが投与されている．今回，日本で初めて心不全の適用となったβ遮断薬であるカルベジロールを追加投与することになった．循環器病棟の薬剤師は，従来の治療法と比較して，カルベジロールを追加投与することにより余命効果とその期間の医療費について薬剤経済学の論文を評価することとなった．

　日本においては，従来からβ遮断薬は，心不全の患者に投与禁忌であった．しかし，2002年12月国内で初めてカルベジロールがその適用を認められた．CHF患者に関するマルコフモデルを用いた薬剤経済学について，代表的な論文であるThomas E. Deleaら[1]論文ついて解説する．この論文は，次の3つの仮説に基づいて研究が行われている．

　すなわち，①カルベジロール＋標準治療群と標準治療群では，どのくらい平均余命が異なるか？　②2群間で平均余命に関連した医療費はどの位異なるのか？　③費用—効果はどのくらいか？　これら3つの仮説を証明するために，マルコフモデルが使われた．

1. マルコフモデルをシュミレーションするための情報源

　マルコフモデルをシュミレーションするための情報源として，カルベジロール＋標準治療群は，米国カルベジロール心不全研究グループが行った[2] NYHA分類Ⅱ～Ⅳ症状，および左室駆出率35%未満の患者1,094例を対象にした無作為化比較試験[2]と標準治療群は，SOLVD試験[3]から情報が収集されている．

1）マルコフモデル作成の方法

　この論文では，一時的状態（入院など）を示す特別な配列がなされており6つの健康状態で構成されている．このような一時的状態は，トンネルを通過するのと類似しており，固定された状態にしか行けないためTunnel states（トンネル状態）[4]と一般に呼ばれる．Tunnel statesの配列の目的は1サイクル以上続く一時的に調節された増分効用または推移確率に適用されることが多い．図1は，基本的なTunnel statesの配列を示したマルコフモデルである．3つのTunnel statesは，図1の中では，ポストA～ポストCであり，1回の健康状態に続く始めの3ヵ月間（1サイクルを1ヵ月とした場合）を表現している．ポストAは，例えばがん患者の初回入院に関する死亡のリスクを示し，ポストBとポストCはがん患者の再入院に関する死亡の連続的なリスクを想定している．もしがん患者が死亡することなしにすべての3つのTunnel statesを通過したら，がん患者は入院に関する死亡のリスクが一定であるポストD状態に入る．そして最終的には，がん患者は，死亡状態に吸収される．このマルコフモデルによるTunnel statesの解析ではこの論文以外にもエナラプリルの薬剤経済分析[5]やメトプロロールとカルベジロールの薬剤経済分析[6]にも採用されている（図2）．

図1　マルコフモデルによるTunnel states

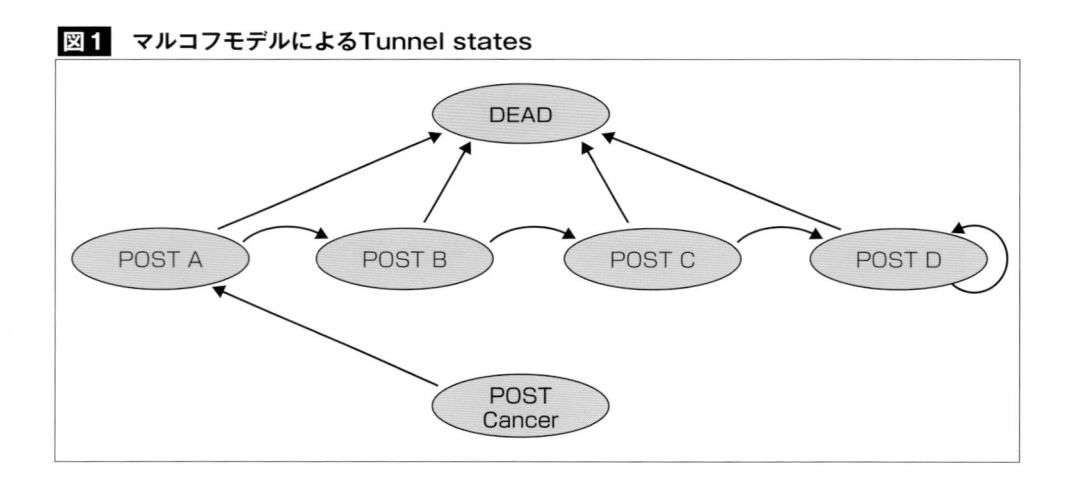

図2　エナラプリルの費用―効果分析で用いられたマルコフモデル（Tunnel states）

H：入院回数を示す
Pn：入院状態への推移確率
Pd：死亡への推移確率

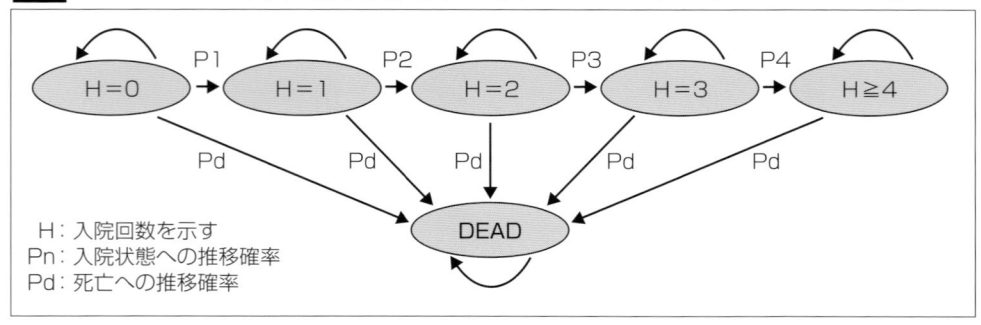

（文献5）より引用）

CHFによる入院は，疾患の進行状態および予後の重要な因子となることから，このようなマルコフモデルのTunnel statesを，CHFによる入院回数に基づいて定義されている．このマルコフモデルは，20年間における仮想コホートシュミレーションが行われており，健康状態の確認サイクルを1ヵ月として設定されている．入院なしの状態からこのモデルはスタートしており，各サイクルでは，すべての患者は，CHFによる入院もしくは死亡のリスクを持っている．CHFによる入院を免れた患者は翌月には，前月と同じ健康状態でスタートする．CHFのために入院した患者は，次の健康状態（1回目の入院）に移行する．死亡した患者は，死亡状態へと移行する．毎月のCHFによる入院の確率は前回の入院回数に依存している．また，CHFによる入院の確率および死亡の確率は，一定であると仮定している．この論文では，マルコフモデルのTunnel statesをマルコフツリーで示してある（図3A, 3B）．

2）マルコフモデルの解析に必要な確率

　この論文は，US Carvedilol Heart Failure Trials Programの試験期間以降のカルベジロールの有用性（余命効果）を予測するために考案されたモデルである．このモデルの対象患者は，標準治療中の左室駆出率35％以下，臨床症状が比較的安定した，平均年齢60歳である．カルベジロールの投与量は，初期投与量として3.125mg，1日2回，問題がなければ2週間ごとに2ヵ月間最大耐用量もしくは25mgから50mg1日2回，まで増量．ここで問題となるのがCHF患者にβ遮断薬を投与すると症状の悪化などが出現することである．したがって，モデルの作成では，CHFの悪化やそれに伴う入院が発生するものと想定されている．カルベジロールの忍容性が確認できた患者は全員，生涯にわたり投与継続であると想定されている．両群間の死亡，および入院の推移確率を表1に示す．これらの推移確率を使いマルコフモデルのシュミレーションが行われた．

図3A　CHF患者におけるカルベジロール追加投与群対標準治療群のマルコフモデル判断樹

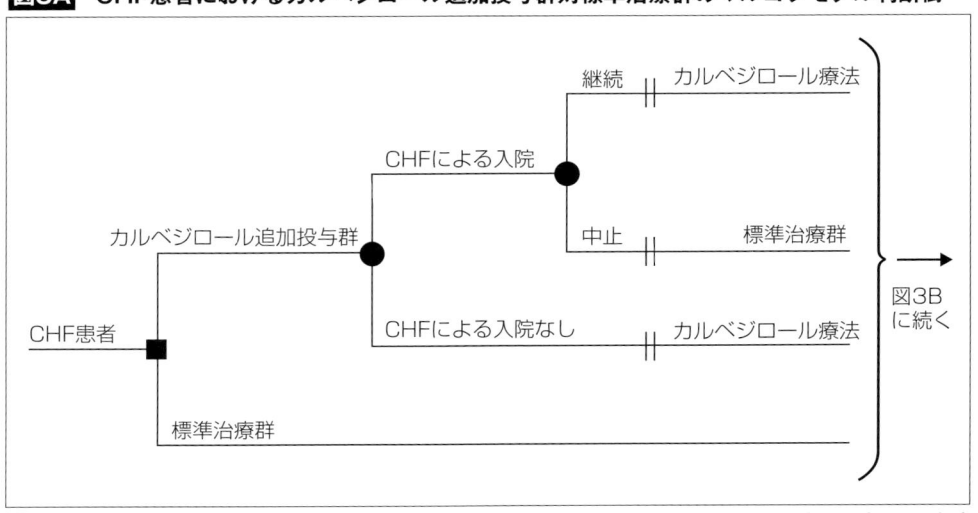

（文献1）より引用）

図3B CHF患者におけるカルベジロール追加投与群対標準治療群のマルコフモデル判断樹

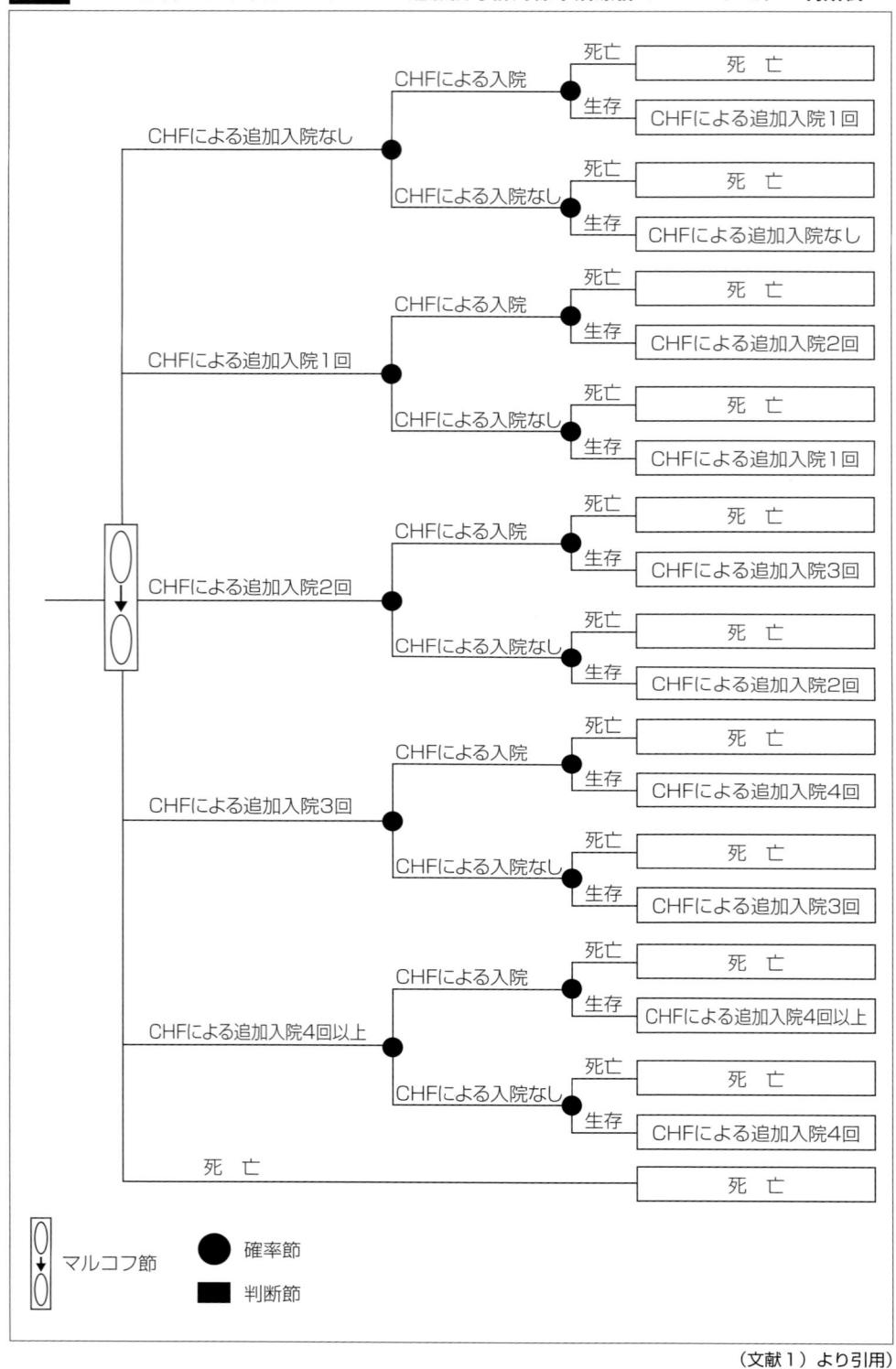

(文献1)より引用

表1 マルコフモデルで用いた確率

	標準治療群	カルベジロール追加投与群
死亡（月）		
CHFによる入院	0.203	0.08
CHFによる入院なし	0.007	0.003
入院		
治療開始	——	0.014
CHFによる追加入院なし（月）	0.008	0.004
CHFによる追加入院1回（月）	0.052	0.028
CHFによる追加入院2回（月）	0.106	0.058
CHFによる追加入院3回（月）	0.121	0.066
CHFによる追加入院4回以上（月）	0.18	0.098

（文献1）より引用）

表2 マルコフモデルで用いた医療費

パラメーター	推定値
CHFに対する治療薬	
薬剤購入費（月）	
・ジゴキシン	$3
・利尿薬（フロセミド）	$3
・ACE阻害薬（エナラプリル）	$53
・カルベジロール	$90
・調剤費（1回処方当たり）	$3
CHF外来診療費	
・カルベジロール開始のための医師の診察	$180
・従来療法	$180
CHF入院費	
・入院費	$6,689
・医師の診察	$509
・非CHF関連コスト（月）	$509

（文献1）より引用）

3）マルコフモデルの解析に必要な医療費

　CHFによる医療費は，直接費用のみ考慮されている．標準治療の場合，ジゴキシン（0.25mg/日），フロセミド（40mg/日），エナラプリル（SOLVD試験の平均投与量）の併用療法が行われている．処方日数については，1処方90日と設定されている．薬剤費は平均卸値に基づいて試算され，1回の処方調剤料は3ドルである．外来治療費は，文献データから180ドル，カルベジロール併用治療群では，US Carvedilol Heart Failure Trials Programに基づいて算出されている．入院費については，米国内の地域病院900施設，650万人のデータベースからCHFで入院した患者を抽出し算出されている（表2）．

表3 心不全患者におけるカルベジロール追加投与群対標準治療群の平均余命および医療費

	従来療法群	カルベジロール投与群	差
平均余命（年）			
・割引なし	6.67	7.62	0.95
・割引率（3%）	5.72	6.51	0.79
医療費（割引率3%）			
・薬剤費	$4,263	$11,981	$7,718
・外来診療費	$12,374	$14,256	$1,878
・入院診療費	$12,115	$12,630	$515
合計	$28,756	$38,867	$10,111

（文献1）より引用）

4）カルベジロールの費用―効果の解釈

　この論文の結果から，標準治療にカルベジロールを追加投与することにより，期待された余命は7.62年，標準治療が6.67年である．したがって，カルベジロールを追加投与することにより0.95年（347日）の余命効果が得られることになる．しかし，余命効果が得られる分医療費は＄10,111（日本円で1,213,320円）かかることになる．これは，CHFによる入院リスクの低下による医療費抑制がその後の生存期間延長による追加コストのために相殺された結果と考えられる（表3）．また，カルベジロールの延命年あたりの医療費の増加は，費用―効果比で＄12,799（日本円で1,535,880円）と報告されている．

　米国における薬剤経済分析の結果から標準治療にβ遮断薬であるカルベジロールを併用することは，かなりの費用―効果が高くなると推測される．シナリオの薬剤師の判断として，カルベジロールの追加投与は，かなりの余命効果が期待できると考えられる．しかし，医療費については，それぞれの国の医療保険制度の違いから，この結果を直接日本の医療現場に当てはめることはできないが，薬剤の有効性，安全性だけでなく経済性を考慮した場合，臨床現場での意思決定の判断材料として有用と思われる．

　マルコフモデルは，様々な健康状態と長期にわたる薬物治療に対して，有用性，安全性，経済性を同時に評価することのできる優れた方法である．しかし，将来を予測することから，基本となる情報源に確かなエビデンスが要求される．また，モデルの構築やシュミレーションに高い臨床的専門能力が要求される．

文　　献

1) Thomas E Delea MSIA, Montserrat Vera-Llonch MD MPH, Randel E Richner RN MPH et al：Cost-Effectiveness of Carvedilol for Heart Failure. Am J Cardiol, 83：890-896, 1999
2) Packer M, Bristor MR, Cohn JN, Colucci WS, Fowler MB, Gilbert EM, Shusterman NH, for the US Carvedilol Heart Failure Study Group.：The effect of carvedilol on morbidity and mortality in patients with chronic heart failure. N Engl J Med, 334：1349-1355, 1996
3) The SOLVD Investigators. Effect of enalapril in patients with reduced left ventricular ejection fractions and congestive heart failure. N Engl J Med, 325：293-302, 1991
4) Frank A Sonnenberg MD, J Robert Bec MD：Markov Models in Medical Decision Making. A Practical Guide. Med Decis Making, 13：322-338, 1993
5) Sumita D, Paul MD MPH；Karen M. Kuntz, ScD；Kim A. Eagle, MD；Milton C. Weinstein, PhD：Cost and Effectiveness of Angiotensin Converting Enzyme Inhibition in Patients With Congestive Heart Failure. Arch Intern Med, 154：1143-1149, 1994
6) Adrian R Levy PhD, Andrew H Briggs, D Phil et al：Cost-effectiveness of β-blocker therapy with metoprolol or with carvedilol for treatment of heart failure in Canada. Am Heart J, 142：537-543, 2001

第VI章

薬剤経済学の実践

循環器疾患と薬剤経済学

はじめに

　　薬剤経済学の問題は薬剤業務関連の新しい課題となっている．薬剤経済学の概念を病院薬剤部の場に導入するための最初の第一歩として，すでに発表されている薬剤経済学関係の論文などを理解し臨床現場に応用する方法論を学ぶことである．

　　臨床の場においては，臨床薬剤師は薬物治療の有効性や安全性だけでなく，個々の患者の状況（患者のニーズと価値観，経済性を含む）に応じて最良と考える薬学的専門知識を医師，看護師，ほかの医療スタッフ，患者に示さなければならない．

　　今回からさまざまな情報源から得られたデータをどのようにモデル化され薬剤経済学が実践されているか，薬剤経済評価の手法と応用を理解することによって，薬剤師がより完全な臨床的，政策的，および薬剤業務的な意思決定を行うために薬剤経済学を臨床業務へ応用するかを解説する．

シナリオ

　　68歳，女性．数年前に前胸部圧迫感と呼吸困難を訴え，うっ血性心不全および非弁膜性心房細動と診断，近所の総合病院にて経過観察されていた．今回，精密検査のため当院循環器病棟に入院．服薬指導のため，病室を訪れた薬剤師に，定期的な検査や副作用を心配して今後もワーファリンを継続して飲み続けることに大変不安を感じていると訴えがあった．その日の夕方，循環器カンファレンスでこの患者の症例報告があり，カンファレンスに参加した担当薬剤師は，ワーファリンを飲み続けることに不安を持っているこの患者に対しアスピリンへの変更が可能かどうか提言をした．循環器部長から，次回のカンファレンスまでにワーファリンとアスピリンの長期予後について有効性，安全性だけでなく経済性も考慮に入れた論文を調べるように言われた．

　　このシナリオの問題を解決するために，一般的に得られる情報としては，心房細動は，日常診療のなかで多くみられる不整脈であり，加齢とともに増加すること，生命予後は比較的良好であるが，血栓形成により脳梗塞など血栓・塞栓症をきたすこと，および抗不整脈薬による予防が比較的困難であること，また，脳梗塞の10～20％は心房細動が原因と考えられており，抗凝固療法や抗血小板療法が適応となること，脳梗塞の予防薬としては，ワーファリン（INR値2.0～3.0にコントロール），アスピリンが

中心となることなどが教科書レベルでは書かれている．しかし，どの程度の生命の質の改善効果があるのか，それに伴う費用はどの位かは不明である．そこで，この問題を解決するためにMEDLINEなどで情報をさらに収集することになる．今回，多数の論文の中からエビデンスレベルの高い非弁膜性心房細動患者へのワーファリン療法の費用−効果分析について解説する[1]．

この論文で用いられている臨床判断分析は，薬剤経済学領域でのモデル化において，最も一般的で，知名度の高い手法である．この手法では，利用可能な代替治療に関する選択肢と，さまざまな臨床的事象の発生についての推定確率を構築するためにマルコフモデル[2]が用いられている．

薬剤経済学で用いられる臨床判断分析は，通常5つの基本的ステップに分類される：(1) 問題点を明確化する．(2) 問題点の経時的な構造を作る．(3) 構造の詳細を埋めるのに必要な情報を収集しまとめる．(4) 最も好ましい代替案を選択する．(5) 確率や価値，費用の数値が変化したとき，最良の選択がどのように変化するかを確認する．すなわち，感度分析を行う．

以上，基本的ステップにしたがって薬剤経済学論文の構造がどのようになっているか解説を行う．

ステップ1：問題点の明確化

最初の重要なステップは，問題点を定義することである．検討対象の問題点について特別に定義しようと試みるため，このステップは，薬剤経済評価全体の基本となる．

⇒#1：非弁膜性心房細動を伴う68歳のうっ血性心不全の女性患者に，アスピリンを投与することは，ワーファリンを投与することより長期予後（有効性，安全性，経済性を含めた）が優れているか？

この論文では，上記の問題を解決するキーがIntroductionの項に記載されている．非弁膜性心房細動（NVAF）のある患者における過去の研究では，何も抗凝固療法をしない代替療法としてワーファリンを投与することを支持しているが，アスピリン療法とワーファリン療法の費用−効果の直接比較は行われていない．各療法（ワーファリン療法，アスピリン療法，抗凝固療法をしない）の効果，生活の質に及ぼす影響，出血リスクおよび費用を評価するために臨床判断分析（マルコフモデル）を利用したと記載されていることに注目しなければならない．

ステップ2：問題点の経時的な構造の作成

キーとなる判断基準を確認したならば，これらの基準を論理的かつ経時的な順序で構造化されているか，すなわち判断樹（Decision Tree）として作成されているかどうかである．時には，判断樹が論文中に図として示されていない場合もある．したがって，モデルそのものが臨床状況を正確に表現した判断樹であるかは，方法の項を十分に吟味する臨床能力が要求される．マルコフモデルを実施するに当たりこの研究の実施者らは，次のような仮説を立てている．慢性NVAFがあり，ワーファリン療法やア

図1 マルコフモデルの判断樹[1]

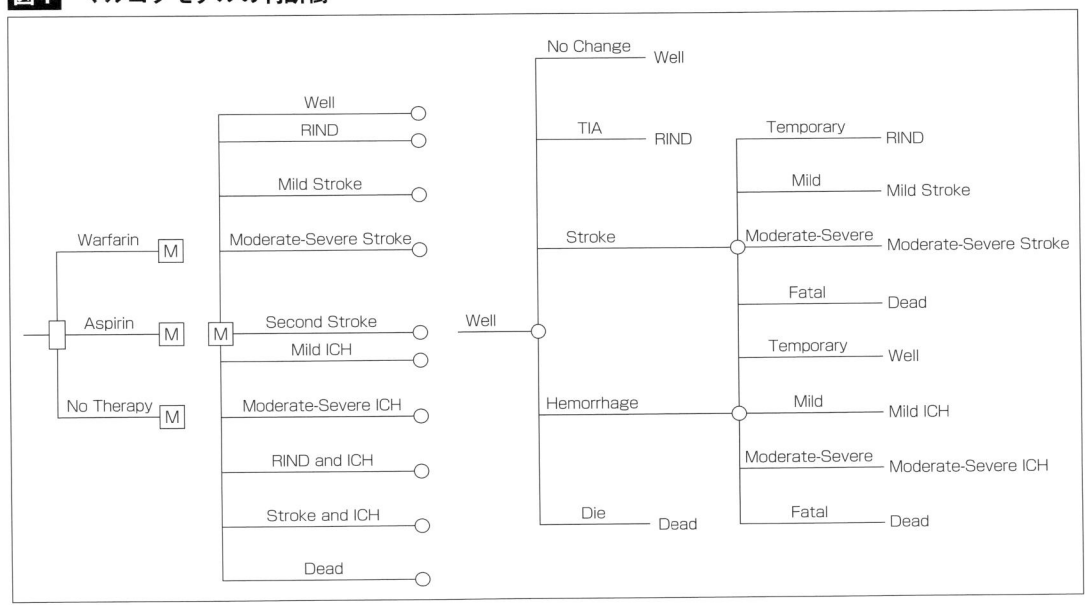

RIND：Reversible Ischemic Neurologic Deficit
ICH　：Intracranial Hemorrhage
TIA　：Transient Ischemic Attack

モデルの解説：一番左の正方形は，3種類の薬剤間の選択肢を表す．Mは，3種類の選択薬剤のそれぞれにおける10種類の身体状態でMarkov過程を示している．これらの起こりうる身体状態は3種類の選択薬剤の各々で同一である．4つの事象：一過性脳虚血発作（TIA），脳梗塞，出血または死亡の1つが起こるまですべての患者が「良好（Well）」の状態である．これらの事象の確率は，処方された薬剤に左右される．「Well」から出た枝はこれらの事象を示している．図には一部しか示されていないが，その他の身体状態（死亡を除く）から出た枝は類似する構造である．一番右のボックスは，事象後の患者の身体状態を示している．「RIND」つまり可逆性の虚血性神経学的欠損は，患者の身体状態が後遺症のないTIAまたは脳梗塞後の状態に入ったことを示している．「中等度－高度（Moderate-Severe）」は，中等度〜高度神経学的事象が日常生活上における自立的な活動を1つ以上損なったことを示している．ICHは脳内出血である

　スピリン療法の適格者であった65歳の患者を対象に今後10年間，3種類の選択肢（ワーファリン療法，アスピリン療法および抗凝固療法を実施しない）の期待余命と費用を解析するために，マルコフモデルを作成した（図1）．ワーファリン戦略は最初にワーファリンを処方し，脳内出血などの副作用（合併症）のあった患者ではアスピリン療法に切り替えるものとした．アスピリン戦略は最初にアスピリンを処方し，虚血性脳梗塞か一過性虚血発作（TIA）のあった患者ではワーファリン療法に切り替えるものとした．抗凝固療法を実施しない治療戦略は脳梗塞またはTIAが起きた場合は，その後ワーファリンを処方する現行のガイドラインに従って作成したと記載されている．

ステップ3：構造の詳細を埋めるのに必要な情報の収集

　臨床判断分析の構造が確認できたら次のステップとして構造の詳細を埋めるのに必要な情報を確定することである．ここで言うところの必要な情報とは，いわゆる確率データと，結果を評価するためのQOLや推定費用などのデータに分類される．それらは適切なデータ源から入手されているかについて，十分に理解していなければならな

表1 マルコフモデルに用いられたパラメータ[1]

項　目	パラメータ
	脳梗塞パラメータ
治療を行わない脳梗塞年間発生率（％）	
ハイリスク	5.3
中等度リスク	3.6
低リスク	1.6
虚血性脳梗塞の割合（％）	
致命的	24
中等度～高度	19
軽度	32
後遺症なし	25
予防を行った脳梗塞リスク低下（％）	
ワーファリン	68
アスピリン	22
	出血パラメータ
大出血年間発生率（％）	
ワーファリン	1.4
アスピリン	0.9
治療しない	0.8
出血の割合（％）	
致命的	20
中等度～高度	3
軽度ICH	8
後遺症のない出血	69
	死亡パラメータ
年齢および性別特異的死亡率推定に用いた人口統計学	
10年間の期間開始時の年齢，歳	65
性別，男性の％	50
非脳梗塞性，非出血性死亡，非弁膜性心房細動（NVAF）の相対リスク	1.3
NVAFと脳梗塞既往歴	2.3
	生活の質推定量
良好（Well）	
治療しない	1.0
アスピリン	0.998
ワーファリン	0.988
後遺症を伴う神経事象	
軽度	0.75
中等度～高度	0.39
再発	0.12
その他の状態	
出血，その他の後にICH	0.76
死亡	0.0
	費用パラメータ
予防の年間費用，ドル	
ワーファリン（モニタリングを含む）	800
アスピリン	10
急性期（1回）神経事象の費用，ドル	
中等度～高度	34,200
軽度	7,800
一過性虚血発作	5,300
慢性（年間）神経事象の費用，ドル	
中等度～高度後遺症	18,000
軽度後遺症	2,000
その他の費用，ドル	
後遺症のない出血	3,920
非脳梗塞，非出血性死亡の費用	5,000
節減率％	5

い．この論文では，無作為比較試験から脳梗塞，出血および死亡の確率を求めている．またQOLについては心房細動のある74名の患者を面談して推定量を求めたと記載されている．費用に関しては，社会的立場から文献レビュー，電話調査，Medicareの償還から費用が推定されている（表1）．

ステップ4：好ましい行動過程の選択

判断分析の最終ステップでは，ステップ2で作成した判断樹を，ステップ3で含めたそれぞれのデータと総合させることによって求められる．それぞれの結果（アウトカム）に対して予測される費用は，判断樹の経路を右から左の順で計算することで算出される．各治療選択肢に対して予測される費用は，加重平均値として算出されている．なお，論文中には，マルコフモデルのシュミレーションの1サイクルをどのくらいの期間に設定されているか明確な記載がないが1サイクルを1ヵ月としていることが読み取れる．また，どのような統計ソフトが使用されマルコフモデルをシュミレーションしたかは記載がなく不明である．

ステップ5：感度分析の実施

判断樹に組み入れられたさまざまな数値評価（確率や効用など）を一定の方法で変化させた場合に結論がどのように変わるかを調べるものである．また，感度分析の一種である閾値分析は，確率の1つひとつについて，どのレベルになれば最も望ましい治療法と次善の治療法との間に差がなくなるか，その限界値を分析する方法である．効用値や薬物の効果は必ずしも確立されたものではないため感度分析でその判断が変わりやすくないかどうかを確認しなければならない．

この論文から，アスピリン療法と比較したワーファリンの費用‐効果にどれほどの堅牢性があるかを明らかにしたいだけではなく，どの変数が費用‐効果に大きな影響を及ぼすのか，おのおのの変数の範囲全体において異なる推定量の影響を検討したと記載されている．

結果の解釈

10年間の解析期間において，脳梗塞リスクが高い65歳の患者の生活の質で補正した生存は，健康ですごす人の10年間に比較してワーファリン療法で6.51年，アスピリン療法で6.27年，治療しないで6.01年であった（表2および図2，図3）．ハイリスク群―NVAFと少なくとも2つ以上の危険因子（脳梗塞，TIA，高血圧，糖尿病または心疾患）を有する患者では，ワーファリン療法がアスピリン療法に比較して生活の質で補正した生存年数を0.24年（4％）改善し，何も治療しない群に比較して生活の質で補正した生存年数を0.5年（8％）改善したことになる．また，限界分析によればワーファリン療法の追加費用（血流凝固能のモニタリングを含むおよびワーファリン誘発性の出血）を考慮しても，アスピリン療法と比べ，ワーファリン療法はQALY当たり$2,900削減することができる．同様に，抗凝固療法をしない場合に比べQALY当たり$5,600削減できる．したがって，ハイリスクの患者群においては，ワーファリン療法

表1 脳梗塞のリスクで階層化した非弁膜性心房細動（NVAF）のある患者におけるワーファリンの費用－効果および限界分析[1]

分類	費用($)	QALY	限界分析 アスピリンと比較したQALYあたりの限界費用／効果比($)	限界分析 治療しないと比較したQALYあたりの限界費用／効果比($)
脳梗塞ハイリスク				
ワーファリン	12,500	6.51	…	…
アスピリン	13,200	6.27	−2,900…	…
治療しない	15,300	6.01	…	−5,600…
脳梗塞中等度リスク				
ワーファリン	10,900	6.60	…	…
アスピリン	9,700	6.46	8,500…	…
治療しない	11,400	6.23	…	−1,300…
脳梗塞低リスク				
ワーファリン	9,000	6.70	…	…
アスピリン	5,400	6.69	360,000…	…
治療しない	6,300	6.51	…	14,200…

限界分析（Marginal analysis）：1つの医療行為について必要となる追加分の費用が，得られる追加分の効果に見合ったものであるか，治療行為の費用と効果の関係がどう変化するかを分析する方法．なお，複数の医療を追加して比較する場合は，増分分析（Incremental analysis）と一般に呼ばれている

限界（増分）費用／効果比＝（新しい治療に掛かる費用－従来の治療に掛かる費用）／（新しい治療の効果－従来の治療の効果）

図2 脳梗塞発生率の感度分析（生活の質で補正した生存年数：QALY）

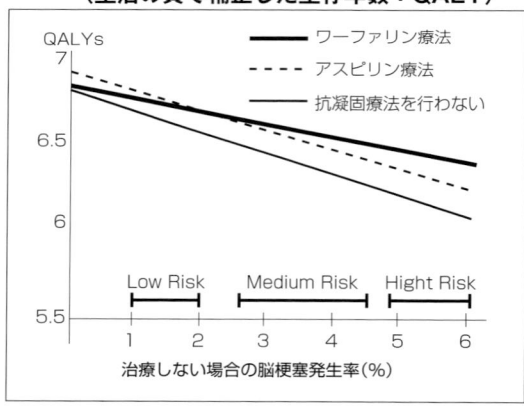

図3 脳梗塞発生率の感度分析（費用）

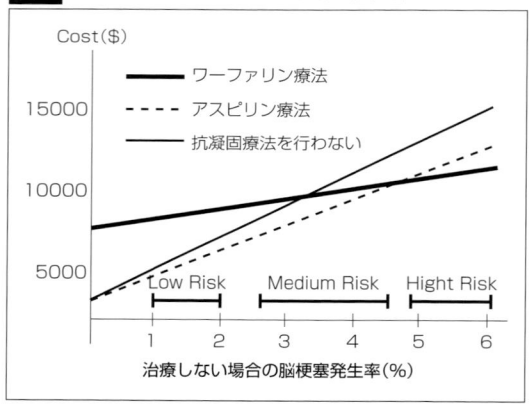

はアスピリン療法，抗凝固療法をしない場合より生活の質で補正した生存を改善し，費用を削減することができる．しかし，限界分析では，中等度リスクの患者群，低リスク群の患者群では，むしろ，アスピリン療法が優先される．

また，感度分析から，ワーファリン療法は，脳梗塞の発生率が上昇するほど費用－効果が高くなることが理解できる．すなわち，優先される療法となる．

今回のシナリオの患者は，中等度リスク群に相当する．したがってアスピリン療法を優先したとしても問題はないと思われる．ここで，注意しなければならないことは，薬剤経済分析は，諸外国と保険制度の違いなどから薬物治療の選択基準の1つの要素であり唯一の要素ではない[3]．

文　　献

1) Brian F Gage MD MSc, Andria B Cardinalli, Gregory W Albers MD, Douglas K Owens MD MSc : Cost-effectiveness of Warfarin and Aspirin for Prophylaxis of Stroke in Patients With Nonvalvular Atrial Fibrillation. JAMA, 274 : 1839-1845, 1995
2) Frank A Sonnenberg MD, J Robert Bec MD : Markov Models in Medical Decision Making. A Practical Guide. Med Decis Making, 13 : 322-338, 1993
3) Mark H Eckman MD Chair, Herbert J Levine MD, Deeb N Salem MD and Stephen G Pauker MD : Making Decisions About Antithrombotic Therapy in Heart Disease : Decision Analytic and Cost-effectiveness Issues. CHEST, 114 : 699S-714S, 1998

癌化学療法と薬剤経済学（1）

はじめに

薬剤経済学の問題は薬剤業務関連の新しい課題となっている．薬剤経済学の概念を病院薬剤部の場に導入するための最初の第一歩として，すでに発表されている薬剤経済学関係の論文などを理解し臨床現場に応用する方法論を学ぶことである．薬剤師は薬物治療の有効性や安全性だけでなく，個々の患者の状況（患者のニーズと価値観，経済性を含む）に応じて最良と考える薬学的専門能力を医師，看護師，ほかの医療スタッフ，患者に示さなければならない．このシリーズでは，臨床現場において，薬剤師がより完全な臨床的，政策的，および薬剤業務における意思決定を行うために薬剤経済学をどのように臨床業務へ応用するかを目的としている．

シナリオ

57歳　女性，生来健康であったが，半年前乳房を自己検診した際右乳房の外側にしこりを発見，直ちに近医の産婦人科を受診した．乳癌と診断され当院を紹介され，リンパ節転移陰性でEstrogen受容体（−），progesterone受容体（−），ステージIIaの乳癌と診断され外科的手術を受ける．その後，術後補助療法としてcyclophosphamide, doxorubicin, 5-fluorouracilによる化学療法を受けている．

患者プロフィールとしては祖母：乳癌（72歳で死亡），現在夫と2人での生活，子供は，娘（25歳社会人）と息子（21歳大学生）2人である．

腫瘍内科を担当している臨床薬剤師は，この患者から，現在行っている化学療法がどのくらい自分の寿命を延ばしてくれるのでしょうか？　再発の可能性はどのくらいなのでしょうか？　費用はどのくらいかかるのでしょうか？　と質問を受けた．

早速，担当医に相談したところ，毎月行われる腫瘍内科のEBM検討会にこの患者の期待される予後とコストについて調査した結果を報告するように言われた．

1．EBMと薬剤経済学の実践

Step 1：問題点の定式化

#1：ステージIIaのリンパ節転移陰性乳癌の術後患者に化学療法を行う場合と，行わない場合に比べ期待される予後と医療費はどのくらいであるか？

Step 2：情報の収集

教科書からの情報：わが国の乳癌罹患率は，女性で胃癌についで第2位である．術後3割の患者は10年以内に再発をきたし，その後も一定の頻度で再発が認められる[1]．

疫学的調査によれば，乳癌の死亡率は約25％と言われている．治療としては，ステージⅡaの場合，乳房温存療法と非定型乳房切除術がある．術後補助化学療法としてリンパ節転移陰性の症例では標準療法としてCMF療法である．

文献から得られる情報：Ovidによる検索結果から，Bruce E. Hillnerらの[2~4]一連の論文が入手できた．その中からEfficacy and Cost Effectiveness of Adjuvant Chemotherapy in Women with Node-Negative Breast Cancer：A Decision Analysis Model（N Engl J Med 1991）が癌化学療法の期待余命や薬剤経済評価の基となった論文であることから，早々この論文を取り寄せ，EBMの論文を評価するための方法[5~7]に従って批判的吟味を行うこととした．参考までに，薬剤経済学に関する論文の批判的吟味のワークシートを表1に示す．

Setp 3：論文の批判的吟味

A．結果は妥当か？

1）研究目的

研究目的は何か？ 研究目的が明確に定義されているか？ さらに重要なことは，明確，簡便，評価可能な目的が設定されているか？

⇒この論文では，リンパ節転移陰性で，エストロゲンレセプター陰性，ステージⅠもしくはⅡaの乳癌で外科手術を受けている患者に対し，癌化学療法の利益と副作用，予後について，45歳の更年期前の女性と60歳の更年期後の女性，2つのグループを死亡するまであるいは90歳になるまで追跡している．

2）研究の立場

どのような立場で研究が行われたか？ 問題を検討するのに適切な立場であったか？

⇒この論文では，明確には記載はないが，費用は1989年時点でのメディカルセンターの医師の人件費，検査費用，事務費用，医療サービス，老齢者医療保険制度からの費用を基にしたと記載があり社会的立場（医療費支払者の立場）から研究が行われたことが推測される．

3）研究の方法

どのような方法を使用して薬剤経済学的評価を行ったか（例：費用-効果分析，費用-最小化分析，費用-効用分析など）？ 研究テーマに適した分析方法とモデルが使用されたか？

⇒この論文では，マルコフモデルを使った仮想コホートシュミレーションで5年後，10年後，死亡するまでを評価した費用-効果分析を行ったと記載されているが，QALY（質で調整した期待余命）をアウトカムとして分析されており，論文の内容からしてむしろ費用-効用分析と考えた方が良いと思われる．また，仮想コホートシュミレーションによるマルコフモデルの妥当性についての検証が，研究者以外

表1 薬剤経済学の論文を評価するためのワークシート

A. 結果は妥当か？

1. 研究目的
- 研究目的は何か？
- 研究目的が明確に定義されているか？
- 明確，簡便，評価可能な目的が設定されているか？

□はい　□いいえ　□不明
コメント：

2. 研究の立場
- どのような立場で分析が行われたか？
- 問題を検討するのに適切な立場であったか？

□はい　□いいえ　□不明
コメント：

3. 研究の方法
- どのような分析方法とモデルを使用して薬剤経済学的評価を行ったか？
- 研究テーマに適した分析方法とモデルを使用したか？

□はい　□いいえ　□不明
コメント：

分析の種類	□費用－最小化分析	□費用－効果分析	□費用－効用分析	□費用－便益分析
分析に使用したモデルの種類				

4. 研究デザイン
- 研究デザインの内容について記載されているか？
- 何をデータソースとして使用したか？
- 臨床試験の範囲内において薬剤経済学評価を実施する場合，適切な方法で評価が行われているか？

□はい　□いいえ　□不明
コメント：

5. 介入の選択
- 適切な比較代替案全てについて検討したか？
- 個々の比較代替案について完全に報告したか？
- 適切な比較代替案で省略されたものはないか？
- 研究の立場および試験の臨床的性質に適した比較代替案が選択されたか？

□はい　□いいえ　□不明
コメント：

B. 結果はどうだったか？

1. 費用と臨床アウトカム
- 費用とアウトカムに関しては，どのようなデータが報告されているか？
- 研究の立場に適した費用とアウトカムに関するデータが選択されているか？
- 負のデータ（投薬無効，有害作用）も含まれているか？
- どのような方法で評価されたか？
- 適切な単位を用いて費用とアウトカムを評価したか？

□はい　□いいえ　□不明
コメント：

2. 割引率
- 経時的な分析が行われているか？
- 将来における費用とアウトカムに関しては，現在の価値から割り引いて検討されているか？
- 使用した割り引き率について根拠が提示されているか？

□はい　□いいえ　□不明
コメント：

3. 結果の評価
- 医療上の意思決定者にとって，正確かつ有用な分析結果が報告されているか？
- 適切な統計解析が行われているか？
- 増分分析が行われているか？
- 分析に伴う仮定および限界について十分な考察が加えられているか？

□はい　□いいえ　□不明
コメント：

	費用	効果	費用・効果比
薬剤A	a	b	a/b
薬剤B	c	d	c/d
増分	a−c	b−d	(a−c)/(b−d)

4. 感度分析
- 有意な変数に関しては，感度分析が行われているか？
- 適切な変数および関連性のある変数において変動が認められるか？
- 予想された傾向と一致する所見が得られているか？

□はい　□いいえ　□不明
コメント：

C. 結果は自分の患者や自分の施設に役立つか？

1. 研究の結論
- 妥当な結論に到達しているか？
- 分析で入手した結論については，外挿法で日常の臨床に当てはめることが可能であるか？

□はい　□いいえ　□不明
コメント：

2. スポンサー
- 分析のスポンサーによる偏った影響が認められるか？
- スポンサーによって支援された分析であるか？
- 製薬企業によって実施された分析であるか？

□はい　□いいえ　□不明
コメント：

図1 リンパ節転移陰性乳癌患者の化学療法におけるマルコフモデル

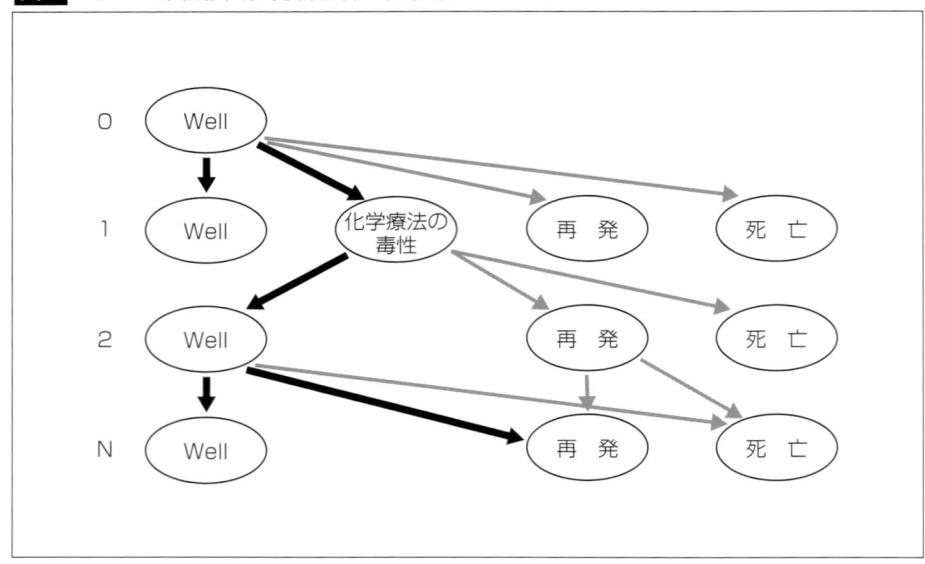

解説:最初の年は,すべての患者に乳癌の転移はないと仮定し,以後それぞれの年の患者の健康状態は,乳癌の再発をまぬがれたか,最初の再発が発現したかである.最初の再発が発現した場合,患者は救済療法に好反応を示したか,もしくは死亡する(このようにして最初の再発後の状態に入っていく).患者が一度最初の再発の状態に入ると,良好な状態に入るのは不可能である.患者が生存した場合,翌年,患者は救済療法に好反応を示すか(このようにして最初の再発後の状態に入る)もしくは2度目の再発を起こすことになる.2度目に再発した年,患者は死亡するもしくは生存する(2度目の再発の状態である).3度目の再発が起きた場合,ほとんどすべての患者が死亡すると仮定.

なお,術後に化学療法を受けたコホート集団は,治療に関連して,重大でない副作用,重大な副作用,死亡といった複雑な健康状態を示す.重大でない副作用は,吐き気・嘔吐などのQOLの低下を起こすが入院はしないとする.重大な副作用は,入院を必要とする状態をいう.

の癌専門医によって確認されていない(図1).

さらに,実際のモデル図(判断樹)は,患者の健康状態の経過が複雑であり正確にモデル図を描くには多くの紙面を使うため一般に省略されたモデル図が提示されていることが多い[8].この論文も,モデル図の根拠について説明がされているが多くが省略されたモデル図のため,マルコフモデルを十分に理解している読者でなければ理解は不可能と思われる.この論文の最大の難所が,このモデル図の理解にある.論文のモデル図と内容を詳細に検討し読者の理解を助けるために作成したのが,図2である.癌化学療法のマルコフモデルがいかに複雑か理解いただけると思う.このモデル図を使い論文の確認をしたところ同等の結果が得られた.

4)研究デザイン

研究デザインの内容について記載されているか? 何をデータソースとして使用したか? 臨床試験の範囲内において薬剤経済評価を実施する場合,適切な方法で評価が行われているか?

⇒この論文では,明確には記載されていないが最近のランダム化比較試験やEBCTCGのメタ分析から効果と毒性(副作用)のデータを入手している.また,QOLについては,癌専門医と癌専門ナースらによって決定したと記載はあるがどの

図2 論文を基に作成したリンパ節転移陰性乳癌患者の化学療法におけるマルコフモデルの詳細な判断樹

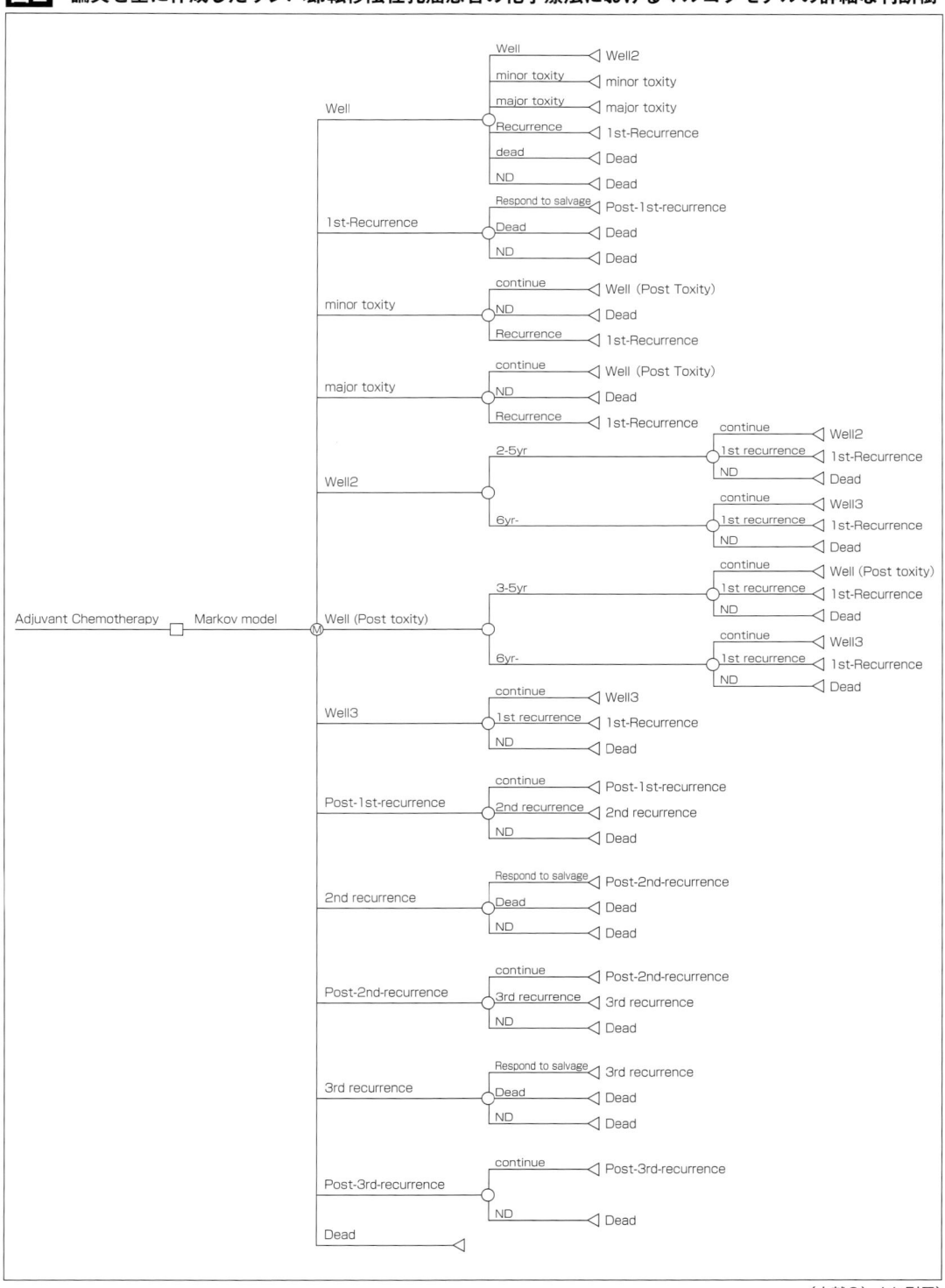

（文献2）より引用）

表2 マルコフモデルに使用された効用値[2]

健康状態	Base Line	Range
Well	1	1
Minor toxicity with chemotherapy	0.9	0.7〜1.0
Major toxicity with chemotherapy	0.8	0.5〜0.95
First recurrence	0.7	0.6〜0.8
After first recurrence	0.85	0.7〜0.9
Second recurrence	0.5	0.4〜0.6
After second recurrence	0.7	0.6〜0.8
Third recurrence	0.3	0.2〜0.4
Dead	0	0

表3 マルコフモデルに使用された確率とコスト[2]

	Base Line	Range
再発率／年（%）		
First recurrence	4	1〜10
Second recurrence	70	50〜90
Third recurrence	90	80〜100
化学療法（%）		
Efficacy of chemotherapy	30	0〜50
Minor toxicity	60	20〜80
Major toxicity	5	0〜10
死亡率／年（%）		
Chemotherapy	0.5	0.0〜1.0
First recurrence	30	20〜50
Second recurrence	50	30〜70
Third recurrence	90	80〜100
マルコフモデルの各健康状態におけるコスト（$）		
Chemotherapy, if given	6,000	2,500〜9,000
Minor toxicity	1,500	500〜3,000
Major toxicity	10,000	2,500〜12,000
Scheduuled visits if well or disease-free	1,000	200〜1,000
Nonfatal first recurrence	6,000	2,500〜7,000
Nonfatal second recurrence	10,000	8,000〜12,000
Death during first recurrence or chemotherapy	25,000	20,500〜30,000
Death during second recurrence or third recurrence	10,000	8,500〜12,000
値引率（%）	5	0〜10

ような方法で何人が調査に加わったかは記載がなく信頼性に欠ける．費用については，薬剤費，入院費，外来治療費などに関し1989年時点での支払いベースを基準として直接費用のみ調査されている（表2, 3）．

5）介入の選択

適切な比較代替案すべてについて検討したか？　個々の比較代替案について完全に報告したか？　適切な比較代替案で省略されたものはないか？　分析立場および試験の臨床的性質に適した比較代替案が選択されたか？

⇒この論文では，モデル（マルコフモデル）を簡略化するため化学療法を投与されたグループと非投与グループに分け，なおかつ45歳の閉経前のグループと60歳の閉経後のグループに分類されている．このグループの分類は女性の乳癌における典型的な分類分けと考えられる．しかし，今日の乳癌患者の化学療法から判断して比較代替案については，十分とはいえないかもしれない．

B．結果はどうだったか？

1）費用と臨床アウトカム

費用と臨床アウトカムに関しては，どのようなデータが報告されているか？ 研究の立場に適した費用と臨床アウトカムに関するデータが選択されているか？ 負のデータ（投薬無効，有害作用）も含まれているか？ どのような方法で評価されたか？ 適切な単位を用いて費用と臨床アウトカムを評価したか？

⇒化学療法を投与された45歳と60歳の女性それぞれの，治療効果期間を質で調整した期待余命（QALY）と費用および平均期待余命で評価している．これらの評価には負のデータも含まれており，適切な単位を用いて費用と臨床アウトカムが評価されている．例えば，45歳のQALYは，化学療法を投与された場合11.03/QALY，治療を受けなかった場合10.60/QALYである．45歳の平均期待余命は19.5年で，非治療群の期待余命を11ヵ月超えたと報告している．比較として，乳癌に罹患していない45歳の女性の平均期待余命は，38.5年である．また，化学療法を受けた60歳の女性では，質で調整した期待余命は9.49/QALYで，治療した女性の平均期待余命は14.7年で，7.7ヵ月の増加である．比較として，60歳で乳癌に罹患していない女性の平均期待余命は22.5年である．費用/QALYについては，45歳の女性の5年後については，$15,400/QALY，60歳では，$18,800/QALYであると報告されている（表4）．

2）割引率

経時的な分析が行われているか？ 将来における費用とアウトカムに関しては，現在の価値から割り引いて検討されているか？ 使用した割り引き率について根拠が提示されているか？

⇒現在の健康利益と財産（お金）よりも将来の価値が低いという事実のため，費用と臨床アウトカムについて5%の割引率を使ったと記載されている．ただし，割引率の根拠については明記されていない．

3）結果の評価

正確かつ有用な分析結果が報告されているか？ 適切な統計解析が行われているか？ 増分分析（一方の医薬品を選択した場合に，追加便益を得るために必要となる追加費用を分析する方法）が行われているか？

⇒この論文では，増分分析も行われておりその結果は，化学療法を行うことにより45歳の女性で$15,400/QALY，60歳の女性では，$18,800/QALYであると報告している（表4）．

表4 化学療法を受けた2つの仮想コホート集団のベースライン分析

	5年間のベネフィット		生涯のベネフィット	
	45歳	60歳	45歳	60歳
Quality-adjusted years of life	11.03	9.49	11.77	9.87
Cost/Quality-adjusted year saved	15,400	18,800	5,100	7,400
Life expectancy	19.5	14.7	21.4	15.5

表5 化学療法に伴う費用と質で調整されたベネフィットの感度分析

	45歳		60歳	
	Quality-adjusted benefit	Cost per quality-year	Quality-adjusted benefit	Cost per quality-year
Base line	5.1	15,400	4	18,800
Best-case efficacy (40%)				
Low risk	7	10,700	3.7	19,700
Average risk	19.7	3,400	12.7	5,00
High risk	24.6	2,800	18.8	3,200
Worst-case efficacy (20%)				
Low risk	−0.1	NA	−0.1	NA
Average risk	1.9	40,800	0.8	92,800
High risk	4.7	16,400	2.3	34,600

4）感度分析

　　有意な変数に関しては，費用の幅について感度分析が行われているか？　適切な変数および関連性のある変数において変動が認められるか？　予想された傾向と一致する所見が得られているか？

　⇒この論文では，割引率についても費用と効果の両方を0%から8%の間で感度分析が実施されている．さらに，研究において使われたいくつかのキーとなる変数に関し，best-caseとworst-caseを使用して，再発率，治療効果とリスク，QOLについて感度分析が行われている（表5）．

C. 結果は自分の患者や自分の施設に役立つか？

1）研究の結論

　　妥当な結論に到達しているか？　分析で入手した結論については，外挿法で日常の臨床に当てはめることが可能であるか？

　⇒この論文から再発リスクは1年当たり4%であり，化学療法により最初の5年間で再発リスクは30%まで減少し10年後の生存率は12%まで改善する．

　シクロホスファミド，メソトレキセートやフルオロウラシルによる化学療法を受けている女性にとって，1年またはおそらく2年寿命がのびることは再び化学療法を受けたとしても十分な価値があると考えられる．しかし化学療法後の治療効果が5年続くという仮定を考慮するならば，45歳の女性にとって少なくとも33%以上の効果，60歳の女性には47%以上の効果がなければならないであろう．以上のことから，治

療の効果とQOLについては，役立つと考えられるが費用については，国の違いなどから1つの判断材料と考える．

2) スポンサー

分析のスポンサーによる偏った影響が認められるか？　スポンサーによって支援された分析であるか？　製薬企業によって実施された分析であるか？

⇒特に論文中に記載はないが，内容から判断してスポンサー，製薬企業の支援は行われていないと考えて差し支えない．

まとめ

発表された研究の質を評価することは可能であるが，これを一般化して個々の医療機関に適用することはきわめて困難である．医療内容の違い，患者集団，薬剤費，医療材料費などについて，医療機関間で相違がある．研究の中で示されている費用節減および費用-効果比を外挿し，直接個々の医療機関や目の前の患者に当てはめることはできない．しかしながら，これらの研究の多くは，有用かつ有意義なものである．研究の中で提示されている方法論を使用し，医療機関固有の変数に置き換え，規模を縮小化した評価を行うことにより，費用節減あるいは費用-効果比について正確な予測を行うことは可能である．また，発表されているデータを使用すれば，薬剤経済評価モデルを作成することができる．これらのデータと医療機関固有のデータを組み合わせることにより，種々の医薬品の使用に伴う経済的影響について予測する際の参考として利用することも可能となる．

今回紹介した薬剤経済分析の評価基準を活用することにより，病院薬剤師は多様な薬剤経済評価データを個々の医療現場に適した形態で応用することができるはずである．

文献

1) 国立がんセンター中央病院内科レジデント編：がん診療レジデントマニュアル，医学書院，2000
2) Bruce E Hillner MD and Thomas J Smith MD：Efficacy and Cost Effectiveness of Adjuvant Chemotherapy in Women with Node-Negative Breast Cancer A Decision-Analysis Model. N Engl J Med, 324：160-168, 1991
3) Bruce E Hillner MD, Thomas J Smith MD：A Model of Chemotherapy in Node-Negative Breast Cancer. J Natl Cancer Inst Monogr, 11：143-149, 1992
4) Bruce E Hillner MD, Thomas J Smith MD and Christopher E Desch MD：Assessing the cost effectiveness of adjuvant therapies in early breast cancer using a decision analysis model. Breast Cancer Research Treatment, 25：97-105, 1993
5) Michael F Drummond PhD, W Scott Richardson MD, Bernie J O'Brien PhD, Mitchell Levine MD, Daren Heyland MD：User's Guides to the Medical Literature Ⅷ. Hoe to Use an Article on Economic Analysis of Clinical Practice. A：Are the Results of the Study Valid? JAMA, 277（No.19）：1552-1557, 1997

6) Michael F Drummond PhD, W Scott Richardson MD, Bernie J O' Brien PhD, Mitchell Levine MD, Daren Heyland MD : User's Guides to the Medical Literature Ⅷ. Hoe to Use an Article on Economic Analysis of Clinical Practice. B. What Are the Results and Will They Help Me in Caring for My Patients? JAMA, 277 (No.22) : 1802-1807, 1997
7) Lisa A Sanchez : Evaluating the quality of published pharmacoeconomic evaluations. American Journal of Health-System Pharmacy, 30 (No.2) : 146-152, 1995
8) Frank A Sonnenberg MD, J Robert Bec MD : Markov Models in Medical Decision Making. A Practical Guide. Med Decis Making, 13 : 322-338, 1993

癌化学療法と薬剤経済学（2）

はじめに

　薬剤経済学の問題は薬剤業務関連の新しい課題となっている．薬剤経済学の概念を病院薬剤部の場に導入するための最初の第一歩として，既に発表されている薬剤経済学関係の論文などを理解し臨床現場に応用する方法論を学ぶことである．

　臨床の場においては，臨床薬剤師は薬物治療の有効性や安全性だけでなく，個々の患者の状況（患者のニーズと価値観，経済性を含む）に応じて最良と考える薬学的専門能力を医師，看護師，他の医療スタッフ，患者に示さなければならない．

　臨床現場において，薬剤師がより完全な臨床的，政策，および薬剤業務の意思決定を行うために薬剤経済学をどのように臨床業務へ応用するかを目的とする．

シナリオ

　57歳　女性，生来健康であったが，5年前乳房を自己検診した際右乳房の外側にしこりを発見，直ちに近医の産婦人科を受診した．乳癌と診断され当院を紹介され，湿潤性の管腔内乳癌の所見を示したことから，根治的乳房切除術と腋窩リンパ節廓清を施行された．Estrogen受容体（−），progesterone受容体（−）でありステージⅢAのハイリスクな乳癌と診断されcyclophosphamide, methotrexate, 5-fluorouracilによるCMF療法を受けていた．1年前に骨痛を訴え再発性乳癌と診断されcyclophosphamide, doxorubicin, 5-fluorouracilによるCAF療法を受けたが，症状が進行し肺転移も認められanthracycline耐性乳癌と診断され第3選択療法であるタキサン系薬剤の治療を受けることになった．

　癌化学療法担当薬剤師は，化学療法科のカンファレンスでanthracycline耐性乳癌患者に対する化学療法剤で最近注目されている2種類のタキサン系抗癌剤についてそれぞれの薬剤の期待余命はどれくらいなのか？　それぞれの薬剤を使用した際のコストはどれくらいになるのだろうか？　次回のカンファレンスで報告することになった．

EBMと薬剤経済学の実践

薬剤経済学は，経済性（価値）を証明するために用いられる手段である．癌化学療法では，症状の緩和，腫瘍の退縮，生存期間の延長および根治など，いくつかの治療目標が指針として用いられている．従来，癌専門医は，奏効率や生存期間などの客観的エンドポイントを重視してきた．近年，新しいそして高価である抗癌剤が開発され承認されてきたが，生存期間を延長する新薬については，医療従事者，特に癌化学療法に係わる医師，薬剤師，看護師は，承認された新薬の多くが生存を有意に延長しないものが多いので救命された，または得られた質を調整した生命・年（quality-adjusted life-year：QALY）当たりの追加コストを推定する必要がある．QALYは，生存期間中の患者のQOLによって加重した，またはそれによって調整した，生存の指標である．この目的の分析を行うための有力な手法が薬剤経済学である．今回のシナリオに関する問題を薬剤師がどのように解決していくかを解説する．

Step 1：問題の定式化

#1：anthracycline耐性の再発性乳癌患者にどのタキサン系抗癌剤を投与すると期待される予後とコストは優れているだろうか？

Step 2：情報の収集

乳癌の薬物治療法に関しては，多くのランダム化比較試験やメタアナリシスが行われている．再発や死亡リスクについては，最近，乳癌手術後の再発は，単位時間当たり一定の割合で再発すると仮定したモデル（比例ハザードモデル）に当てはめて検討されている．清水，渡辺らの報告によれば[1] 1年当たりの再発率であるannual odds of recurrence（AOR）で表現することが多いことがある．たとえば，無治療群の1年間に再発する患者のAORが15%，治療群でのAORが10%の場合，手術から10年後の無発生生存率は，$(1-0.15)^{10} = 0.2$（20%）となる．しかし，この方法からだけでは，QOLを考慮した予後の推定や費用については，不明である．1990年代に登場したタキサン系抗癌剤であるが，ASCO（American Society of Clinical Oncology：米国臨床腫瘍学会）によれば，従来の標準的化学療法に比べ統計的有意差を持ってわずかに優れているが，全生存率について有意差は認められなかったとの報告がある．しかし，期待される予後と費用に関する報告は，非常に少なく，その中で，世界5ヵ国で使用されたJ. Hutton, R. Brownらのanthracycline耐性の再発性乳癌患者を対象とした費用-効用分析のベーシックモデル[2] について薬剤経済評価に関するワークシート[3,4]（表1）の結果を基に解説する．

表1 薬剤経済学の論文を評価するためのワークシート（再発性転移性乳癌における化学療法の費用対効用分析）

項　目	評　価
A．結果は妥当か？	
1．研究目的	
・研究目的が明確に定義されているか？ ・明確、簡便、評価可能な目的が設定されているか？	■はい　□いいえ　□不　明
2．研究の立場	
・どのような立場で分析が行われたか？ ・問題を検討するのに適切な立場であったか？	■はい　□いいえ　□不　明
3．研究の方法	
・どのような分析方法とモデルを使用して薬剤経済学的評価を行ったか？ ・研究テーマに適した分析方法とモデルを使用したか？	■はい　□いいえ　□不　明

分析の種類	□費用最小化分析	□費用効果分析	■費用効用分析	□費用便益分析
分析に使用したモデルの種類	×	×	マルコフモデル	×

4．研究デザイン	
・研究デザインの内容について記載されているか？ ・何をデータソースとして使用したか？ ・臨床試験の範囲内において薬剤経済学評価を実施する場合，適切な方法で評価が行われているか？	■はい　□いいえ　□不　明
5．介入の選択	
・適切な比較代替案全てについて検討したか？ ・個々の比較代替案について完全に報告したか？ ・適切な比較代替案で省略されたものはないか？ ・研究の立場および試験の臨床的性質に適した比較代替案が選択されたか？	■はい　□いいえ　□不　明
B．結果はどうだったか？	
1．費用と臨床アウトカム	
・費用とアウトカムに関しては，どのようなデータが報告されているか？ ・研究の立場に適した費用とアウトカムに関するデータが選択されているか？ ・負のデータ（投薬無効、有害作用）も含まれているか？ ・どのような方法で評価されたか？ ・適切な単位を用いて費用とアウトカムを評価したか？	■はい　□いいえ　□不　明
2．割引率	
・経時的な分析が行われているか？ ・将来における費用とアウトカムに関しては，現在の価値から割り引いて検討されているか？ ・使用した割引率について根拠が提示されているか？	■はい　□いいえ　□不　明
3．結果の評価	
・医療上の意思決定者にとって，正確かつ有用な分析結果が報告されているか？ ・適切な統計解析が行われているか？ ・増分分析が行われているか？ ・分析に伴う仮定および限界について十分な考察が加えられているか？	■はい　□いいえ　□不　明

	費　用	効　果	費用・効果比
docetaxel	8,233	0.6016	13.685
paclitaxel	8,013	0.5111	15.678
増　分	220	0.0905	6.66

4．感度分析	
・有意な変数に関しては，感度分析が行われているか？ ・適切な変数および関連性のある変数において変動が認められるか？ ・予想された傾向と一致する所見が得られているか？	■はい　□いいえ　□不　明
C．結果は自分の患者や自分の施設に役立つか？	
1．研究の結論	
・妥当な結論に到達しているか？ ・分析で入手した結論については，外挿法で日常の臨床に当てはめることが可能であるか？	■はい　□いいえ　□不　明
2．スポンサー	
・分析のスポンサーによる偏った影響が認められるか？ ・スポンサーによって支援された分析であるか？ ・製薬企業によって実施された分析であるか？	■はい　□いいえ　□不　明

（文献2）より引用）

Step 3：論文の批判的吟味
A．結果は妥当か？
1）研究目的
　研究目的は何か？　研究目的が明確に定義されているか？　さらに重要なことは，明確，簡便，評価可能な目的が設定されているか？

　⇒この論文では，Anthracycline抵抗性転移性乳癌患者の第2選択療法としてのdocetaxel対paclitaxelの比較臨床データおよび薬剤経済学的評価データは存在しない．これらのtaxoid2剤の患者に対する効果を評価するために，判断分析モデル（マルコフモデル）[5]を行った．化学療法開始時から3週間隔で6サイクル実施するまで，または死亡までの各投与群における疾患状態（寛解：CR・PR，不変：SD，悪化：PD）および毒性（急性，蓄積）を解析し，末期転移性乳癌に対する治療過程を確認する．さらにtaxoid2剤の有効性を評価する．各薬剤の治療に使用する資源を見積もり，その費用を算出し費用対効用を行ったと記載されている．

2）研究の立場
　どのような立場で研究が行われたか？　問題を検討するのに適切な立場であったか？

　⇒この論文では，研究の立場は方法の項に明記されていない．しかし，考察の中で転移性乳癌の治療に影響を社会経済因子を明らかにすることと記載されていることから社会の立場で解析が行われていると推測できる．

3）研究の方法
　どのような方法を使用して薬剤経済学的評価を行ったか？（例：費用－効果分析，費用－最小化分析，費用－効用分析など）研究テーマに適した分析方法とモデルが使用したか？

　⇒この論文では，薬剤経済学的評価の1つである費用－効用分析が行われている．分析に使用したモデルはマルコフモデルである（図1）．

4）研究デザイン
　研究デザインの内容について記載されているか？　何をデータソースとして使用したか？　臨床試験の範囲内において薬剤経済学的評価を実施する場合，適切な方法で評価が行われているか？

　⇒この論文では，奏効率，治療による主な毒性の頻度および奏効期間に関するデータは，添付文書，医学文献および医学専門家から得ており，効果の持続期間中央値（6ヵ月），安定化持続期間中央値（3ヵ月）および全生存期間（治療開始からの1年死亡率として57%）はこれら2剤で同じであるものと仮定されている．また，2剤の有害事象では，感染症，入院および関節痛または筋肉痛のリスクには2剤で差がなかったが，発熱性好中球減少症と高度の水分貯留はdocetaxelの方がpaclitaxelより高頻度であり逆に，高度の神経毒性はpaclitaxelの方がdocetaxelより高頻度であると仮定されている．

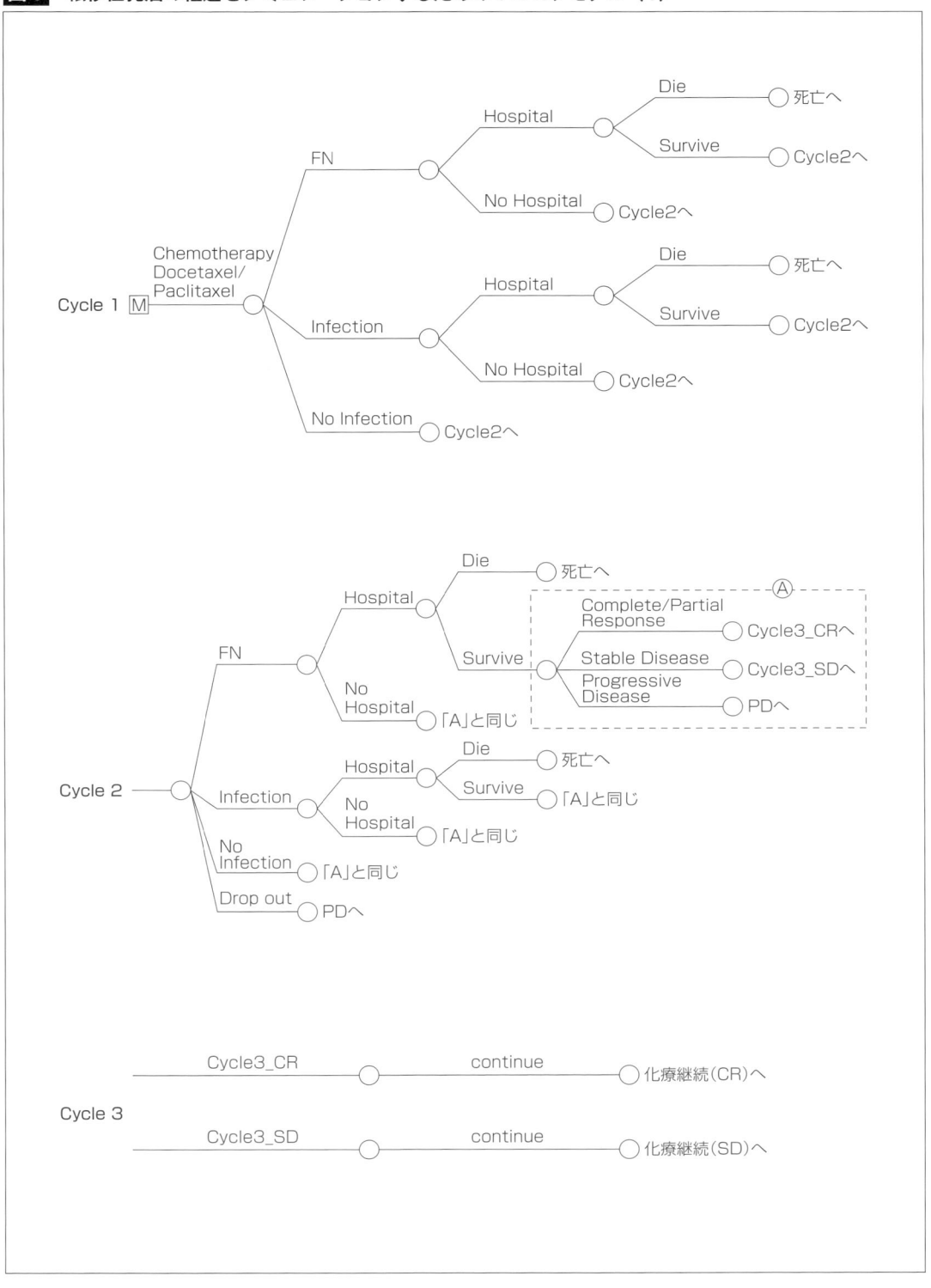

図1 転移性乳癌の経過をシミュレーションするためのマルコフモデル（1）

図2 転移性乳癌の経過をシミュレーションするためのマルコフモデル（2）

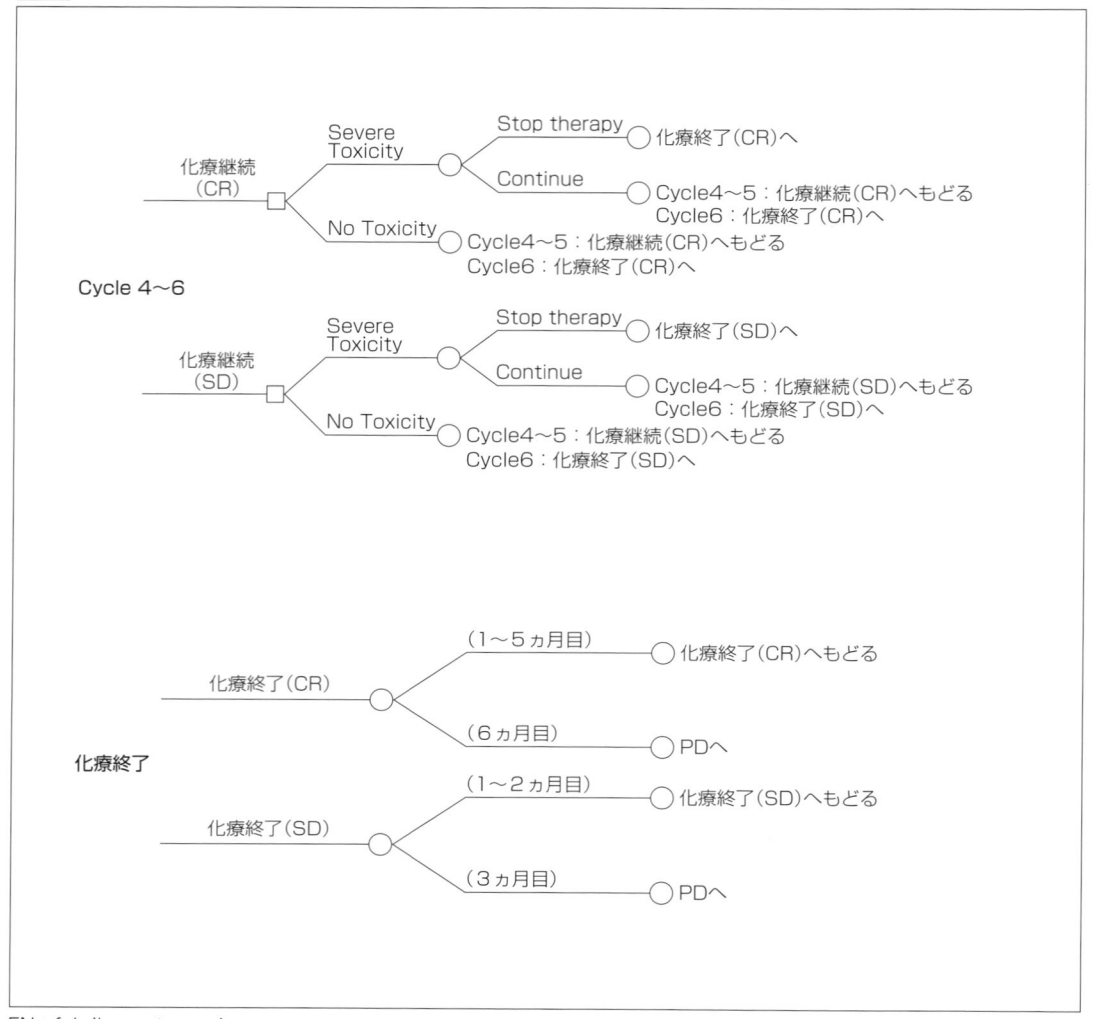

```
                        Stop therapy
            Severe ────○──────────── ○ 化療終了(CR)へ
            Toxicity   │ Continue
  化療継続 ──□          └────────── ○ Cycle4～5：化療継続(CR)へもどる
   (CR)    │                          Cycle6：化療終了(CR)へ
            └ No Toxicity ─────────── ○ Cycle4～5：化療継続(CR)へもどる
Cycle 4～6                              Cycle6：化療終了(CR)へ

                        Stop therapy
            Severe ────○──────────── ○ 化療終了(SD)へ
            Toxicity   │ Continue
  化療継続 ──□          └────────── ○ Cycle4～5：化療継続(SD)へもどる
   (SD)    │                          Cycle6：化療終了(SD)へ
            └ No Toxicity ─────────── ○ Cycle4～5：化療継続(SD)へもどる
                                       Cycle6：化療終了(SD)へ


                     (1～5ヵ月目)
  化療終了(CR) ──○──────────────── ○ 化療終了(CR)へもどる
                 │ (6ヵ月目)
化療             └──────────────── ○ PDへ
終了
                     (1～2ヵ月目)
  化療終了(SD) ──○──────────────── ○ 化療終了(SD)へもどる
                 │ (3ヵ月目)
                 └──────────────── ○ PDへ
```

FN：febrile neutropenia
CR：Complete response
SD：Stable disease
PD：Progressive disease

モデルの解説：docetaxelまたはpaclitaxelを3週間隔で6サイクル投与する．各治療オプションにおいて感染症，発熱性好中球減少症および死亡は第1および第2サイクルにおいてのみ発生すると仮定する（Cycle1，Cycle2）．第2サイクル後の反応状態により患者を3群に分類する（Cycle2Ⓐ）．重症の蓄積毒性は第4サイクル前には発生しないと仮定する（Cycle4～6）．治療効果（目標とする効果，不変，進行）は第2サイクルまで明らかになり（Cycle2），第4サイクルで確認されると仮定する（Cycle4～6）．第2サイクルで効果が見られない患者では投与を中止する．部分寛解：PRまたは不変：SDの患者は第3から第4サイクルに進み（Cycle3），この時点で反応状態を確認する（Cycle4～6）．重症の蓄積毒性が見られず，投与を中止しない患者は6サイクルを完了し，奏効期間中は部分寛解：PRまたは不変：SDが維持されるが，その後，進行する（化療終了）．奏効期間（中央値，6ヵ月）および安定状態（3ヵ月）は，既存の第2選択療法としてのdocetaxelおよびpaclitaxellにおいて同様であると保守的に仮定するが，両治療オプションの生存期間（中央値）が同年（1年目の終わりに43%）であると仮定する

効用値は，標準ギャンブル法を使って癌専門センターの腫瘍科看護師30名と他の4ヵ国の調査データによって得られている．

医療費用については，英国の標準費用データベースと発表論文およびNational Health Service病院から採用し，それらを1994年の価格に調整されている．また，docetaxelおよびpaclitaxelの価格は1996年のMonthly Index for Medical Specialtiesから入手し，paclitaxelの推奨量175mg/m^2，docetaxel 100mg/m^2，体表面積1.7m^2で算出されている．

5）介入の選択

適切な比較代替案全てについて検討したか？ 個々の比較代替案について完全に報告したか？ 適切な比較代替案で省略されたものはないか？ 分析立場および試験の臨床的性質に適した比較代替案が選択されたか？

⇒この論文では，癌専門医の意見に基づいて，標準的な患者モデルを想定し，2種類の治療（docetaxel 100mg/m^2を1時間投与する治療と，paclitaxel 175mg/m^2を3時間かけて投与する治療）のコストと転帰を比較されており，paclitaxelについては，これより高用量を長時間かけて投与する方法も感度分析で検討されている．

B．結果はどうだったか？

1）費用と臨床アウトカム

費用と臨床アウトカムに関しては，どのようなデータが報告されているか？ 研究の立場に適した費用と臨床アウトカムに関するデータが選択されているか？ 負のデータ（投薬無効，有害作用）も含まれているか？ どのような方法で評価されたか？ 適切な単位を用いて費用と臨床アウトカムを評価したか？

⇒この論文では，費用と臨床アウトカムを評価するために，各投与群における総治療費は，疾患状態および治療に基づいて各サイクルの費用を加え算出されている．したがって，各治療サイクルの費用には使用した薬剤の直接費用，副作用を軽減するための薬剤および予防的治療の費用，治療に関連する施設および臨床スタッフの費用が含まれている．評価の単位としては，docetaxel対paclitaxelの費用対効果比および，QOLで補正した生命年数（QALY）が使用されている．

2）割引率

経時的な分析が行われているか？ 将来における費用とアウトカムに関しては，現在の価値から割り引いて検討されているか？ 使用した割引率について根拠が提示されているか？

⇒この論文では，評価期間が1年と短期間のため割引率については設定されていない．

3）結果の評価

正確かつ有用な分析結果が報告されているか？ 適切な統計解析が行われているか？ 増分分析（一方の医薬品を選択した場合に，追加便益を得るために必要となる追加費用を分析する方法）が行われているか？

⇒この論文では，docetaxelによる患者1例当たりの総費用はpaclitaxelより220ポンド（2.7%）多いが，docetaxelの効果はpaclitaxelより0.0905QALY多く，完全に健康な日が33日（QOLで補正した日数：QADs）増加すると報告されている．さらに，paclitaxelと比較してdocetaxelの費用対効果比が上昇し，QALYにつき2431ポンド（健康な1日当たり7ポンド）と増分費用効果比も行われている．

この部分の解釈として，寿命が1年伸びることの価値を金銭的に評価することは通常困難であるため，一般に投入する資源の費用を健康への効果と見合ったものにするため，代替治療の増分費用対効果比を計算する必要がある．この増分費用対効果比では，資源を追加投入することで寿命がどれだけ延びるか，質で調整した寿命の延びはどうか，などを評価するのである．たとえば，この論文では，年間220ポンド投じることで寿命が33日伸びると期待される場合に，1日で7ポンド，年間にすると約2,500ポンドで患者の寿命を「買う」かどうかの決定を社会がせまられることになる．

4）感度分析

有意な変数に関しては，費用の幅について感度分析が行われているか？　適切な変数および関連性のある変数において変動が認められるか？　予想された傾向と一致する所見が得られているか？

⇒この論文では，費用対効果の妥当性を検証するために，有効性および安全性パラメータと薬剤入手費用の感受性解析を実施した．さらに，効果値の妥当性についても癌専門看護師129名（ヨーロッパの4効果試験および米国の効果試験）の効果値を集積し行ったと記載されている．docetaxelの価格が15%上昇した場合でさえ，docetaxel対paclitaxelの費用対効果比は許容限度内であると報告している．

C．結果は自分の患者や自分の施設に役立つか？

1）研究の結論

妥当な結論に到達しているか？　分析で入手した結論については，外挿法で日常の臨床に当てはめることが可能であるか？

⇒この論文の研究から，確率データは，この研究が行われた当時はまだ十分な臨床試験データがそろっていないこと，また，費用，効用値については，海外での医療制度の違いなどを考慮すると日常診療に当てはめることには問題があると思われる．あくまでも意思決定の参考資料とすべきである．しかし，この研究で使用した分析モデルは，標準モデルとして有用である．

2）スポンサー

分析のスポンサーによる偏った影響が認められるか？　スポンサーによって支援された分析であるか？　製薬企業によって実施された分析であるか？

⇒論文中では，特に記載はない．

まとめ

　発表された研究の質を評価することは可能であるが，これを一般化して個々の医療機関に適用することはきわめて困難である．医療内容の違い，患者集団，薬剤費，医療材料費などについて，医療機関間で相違がある．研究の中で示されている費用節減および費用効果比を外挿し，直接個々の医療機関や目の前の患者に当てはめることはできない．しかしながら，これらの研究の多くは，有用かつ有意義なものである．研究の中で提示されている方法論を使用し，医療機関固有の変数に置き換え，規模を縮小化した評価を行うことにより，費用節減あるいは費用効果比について正確な予測を行うことは可能である．

　今回の論文に使用されたマルコフモデルでは，化学療法の効果を決定する重要なパラメータが奏効率であることを証明している．新しい化学療法の費用対効果のエビデンスを求める医療スタッフに中間的な解決策を提供する有力なモデルである．

　今後，新たに発表されるデータを使用すれば，癌化学療法の薬剤経済モデルを作成することができる．これらのデータと医療機関固有のデータを組み合わせることにより，癌化学療法の高価な医薬品の使用に伴う経済的影響について予測する際の参考として利用することも可能となる．

文　献

1) 清水千佳子，渡辺　亨：術後治療の進歩 乳癌．癌と化学療法，29(13)：2458-2467, 2002
2) J Hutton, R Brown, M Borowitz, K Abrams, M Rothman, and A Shakespeare：A New Decision Model for Cost-Utility Comparisons of Chemotherapy in Recurrent Metastatic Breast Cancer. Pharmacoeconomics, 9 Suppl.2：8-22, 1996
3) Michael F Drummond PhD, W Scott Richardson MD, Bernie J O'Brien PhD, Mitchell Levine MD, Daren Heyland MD：User's Guides to the Medical LiteratureⅧ. Hoe to Use an Article on Economic Analysis of Clinical Practice. A：Are the Results of the Study Valid? JAMA, 277 (No.19)：1552-1557, 1997
4) Michael F Drummond PhD, W Scott Richardson MD, Bernie J O'Brien PhD, Mitchell Levine MD, Daren Heyland MD：User's Guides to the Medical LiteratureⅧ. Hoe to Use an Article on Economic Analysis of Clinical Practice. B.What Are the Results and Will They Help Me in Caring for My Patients? JAMA, 277 (No.22)：1802-1807, 1997
5) Frank A. Sonnenberg MD, J Robert Bec MD：Markov Models in Medical Decision Making. A Practical Guide. Med Decis Making, 13：322-338, 1993

　　　　　　　　＊　　　　　　＊　　　　　　＊

骨粗鬆症治療と薬剤経済学

はじめに

　薬剤経済学の問題は薬剤業務関連の新しい課題となっている．薬剤経済学の概念を病院薬剤部の場に導入するための最初の第1歩として，すでに発表されている薬剤経済学関係の論文などを理解し臨床現場に応用する方法論を学ぶことである．

　臨床の場においては，臨床薬剤師は薬物治療の有効性や安全性だけでなく，個々の患者の状況（患者のニーズと価値観，経済性を含む）に応じて最良と考える薬学的専門能力を医師，看護師，ほかの医療スタッフ，患者に示さなければならない．

　臨床現場において，薬剤師がより完全な臨床的，政策，および薬剤業務の意思決定を行うために薬剤経済学をどのように臨床業務へ応用するかをEBMの手法に従って[1,2]論文の批判的吟味について解説する．その結果を表1に示す．

シナリオ
T.M　57歳，女性，入院日2000/＊＊/＊＊，退院日2000/＊＊/＊＊
主治医：A医師，担当薬剤師K.G
主訴：手，関節のこわばり，全身の痛み
現病歴：生来健康であったが，2年ほど前より明け方の手のこわばりに気づき，友人から病院で見てもらった方がいいと言われ，近所の医院を受診した．診断の結果，医師よりリウマチと言われたが，明け方の手のこわばり以外日常生活で支障をきたすこともなかったためその後は受診もせずほっておいた．しかし，3ヵ月前から朝の手足のこわばりが強くなり，関節の痛みも増してきた．また，疲れやすくなり，以前リウマチと診断されたことを思い出し近医に受診し内服薬をもらっていた．しかし，2日前より全身の痛みが強くなり，動くこともできなくなったため当院整形外科を受診し関節リウマチと診断され入院となった．
既往歴：1993年，虫垂炎
プロフィール：主婦，楽天的でまじめ，おとなしい感じ．
家族歴：夫，娘1人の3人暮らし，身長150cm，体重48kg．
アレルギー歴：なし，飲酒：なし，喫煙：なし，副作用歴：とくになし．
薬歴および服薬行動：入院時持参薬　鎮痛剤（ボルタレン），胃腸薬（ガスター），治療や薬に対する意識はやや低い．

> その他：排便1日1～2回，睡眠はとくに問題なし，食事規制的
> 【薬剤師のコメント】
> 今後の治療方針として，ステロイド療法を行うとのことである．A医師からは，ステロイド療法に伴う骨粗鬆症を考慮してビスホスホネート製剤を投与したい．どのような投与方法が最も治療効果と医療費が効率的利用できるか？ 費用・効果が優れているかコメントを求められた．この質問に薬剤師はどのように回答すべきか？

EBMと薬剤経済学の実践

薬剤経済学は，経済性（価値）を証明するために用いられる手段である．今回のシナリオは，閉経後の関節リウマチ患者に対しステロイド療法で誘発される骨粗鬆症を予防するための治療戦略である．アメリカリウマチ学会のガイドラインでは，ステロイド療法をプレドニゾロン≧7.5mg/日で開始，投与期間6ヵ月以上であればすべての患者に骨密度検査を実施するよう勧告，検査で骨減少が認められた場合，エストロゲン補充療法を開始するよう示唆している．エストロゲン補充療法が禁忌の患者およびエストロゲン補充療法を望まない患者はビスホスホネート製剤かカルシトニン製剤が代替療法として認めている．今回のシナリオからステロイド療法と骨粗鬆症に関する問題に焦点をあて，薬剤師がどのように薬剤経済学的評価に関する論文を通じて解決していくかを解説する．

Step 1：問題の定式化

#1：閉経後の関節リウマチ患者のステロイド療法の骨粗鬆症に伴う骨折予防にビスホスホネート製剤を使用することは，どの程度有効で医療費が必要か？

Step 2：情報の収集

シナリオの患者の問題に最適な論文（Should postmenopausal women with rheumatoid arthritis who are starting corticosteroid treatment be screened for osteoporosis）[3]を入手した．

この論文は，期待される余命について費用と効果を同時に評価した論文であり，研究対象とした患者も閉経後の55歳のリウマチ患者である．

Step 3：論文の批判的吟味

A．結果は妥当か？
　1）研究目的
　　研究目的は何か？ 研究目的が明確に定義されているか？ さらに重要なことは，明確，簡便，評価可能な目的が設定されているか？
　　⇒この論文では，ステロイド誘発性の骨粗鬆症を予防するためアメリカリウマチ学

表1 薬剤経済学の論文を評価するためのワークシート
(ステロイド療法を開始した閉経後の関節リウマチ患者に対して骨粗鬆症検査を行うべきか？　―費用・効果分析―)

項　目	評　価
A．結果は妥当か？	
1．研究目的 ・研究目的が明確に定義されているか？ ・明確，簡便，評価可能な目的が設定されているか？	■は　い　　□いいえ　　□不　明
2．研究の立場 ・どのような立場で分析が行われたか？ ・問題を検討するのに適切な立場であったか？	■は　い　　□いいえ　　□不　明
3．研究の方法 ・どのような分析方法とモデルを使用して薬剤経済学的評価を行ったか？ ・研究テーマに適した分析方法とモデルを使用したか？	■は　い　　□いいえ　　□不　明

分析の種類	□費用・最小化分析	■費用・効果分析	□費用・効用分析	□費用・便益分析
分析に使用したモデルの種類	×	マルコフモデル	×	×

4．研究デザイン ・研究デザインの内容について記載されているか？ ・何をデータソースとして使用したか？ ・臨床試験の範囲内において薬剤経済学評価を実施する場合，適切な方法で評価が行われているか？	□は　い　　□いいえ　　■不　明
5．介入の選択 ・適切な比較代替案すべてについて検討したか？ ・個々の比較代替案について完全に報告したか？ ・適切な比較代替案で省略されたものはないか？ ・研究の立場および試験の臨床的性質に適した比較代替案が選択されたか？	■は　い　　□いいえ　　□不　明
B．結果はどうだったか？	
1．費用と臨床アウトカム ・費用とアウトカムに関しては，どのようなデータが報告されているか？ ・研究の立場に適した費用とアウトカムに関するデータが選択されているか？ ・負のデータ（投薬無効，有害作用）も含まれているか？ ・どのような方法で評価されたか？ ・適切な単位を用いて費用とアウトカムを評価したか？	□は　い　　□いいえ　　■不　明
2．割引率 ・経時的な分析が行われているか？ ・将来における費用とアウトカムに関しては，現在の価値から割り引いて検討されているか？ ・使用した割引率について根拠が提示されているか？	■は　い　　□いいえ　　□不　明
3．結果の評価 ・医療上の意思決定者にとって，正確かつ有用な分析結果が報告されているか？ ・適切な統計解析が行われているか？ ・増分分析が行われているか？ ・分析に伴う仮定および限界について十分な考察が加えられているか？	■は　い　　□いいえ　　□不　明

	費　用（$）	効　果（QALY）	費用・効果比（$/QALY）
検査とアレンドロン酸の治療法	60,100	15.66	92,600
全例にたいしてアレンドロン酸の治療法	61,000	15.74	224,300

4．感度分析 ・有意な変数に関しては，感度分析が行われているか？ ・適切な変数および関連性のある変数において変動が認められるか？ ・予想された傾向と一致する所見が得られているか？	■は　い　　□いいえ　　□不　明
C．結果は自分の患者や自分の施設に役立つか？	
1．研究の結論 ・妥当な結論に到達しているか？ ・分析で入手した結論については，外挿法で日常の臨床に当てはめることが可能であるか？	□は　い　　□いいえ　　■不　明
2．スポンサー ・分析のスポンサーによる偏った影響が認められるか？ ・スポンサーによって支援された分析であるか？ ・製薬企業によって実施された分析であるか？	□は　い　　■いいえ　　□不　明

会が作成したガイドラインを中心としたさまざまな戦略について費用・効果分析を行うと記載されている．

2）研究の立場
どのような立場で研究が行われたか？　問題を検討するのに適切な立場であったか？

⇒この論文では，分析は社会的立場で行った（Analyses were performed from the societal prespective）と記載されている．

3）研究の方法
どのような方法を使用して薬剤経済学的評価を行ったか（例：費用－効果分析，費用－最小化分析，費用－効用分析など）？　研究テーマに適した分析方法とモデルが使用したか？

⇒この論文では，分析方法は，費用－効果分析で行われている．モデルは，患者の質で調整した生存年数当たりの費用を算出するために仮想コホートによるマルコフモデル[4]が使われており，閉経後の関節リウマチ患者のステロイド療法の骨粗鬆症に伴う骨折予防にビスホスホネート製剤のアウトカムを評価している．しかし，論文中には，このマルコフモデルの具体的な解説がされておらず，この論文を読んだ多くの読者は，おそらく理解するのは困難と思われる（図1）．

4）研究デザイン
研究デザインの内容について記載されているか？　何をデータソースとして使用したか？　臨床試験の範囲内において薬剤経済学評価を実施する場合，適切な方法で評価が行われているか？

⇒この論文では，マルコフモデルの妥当性について専門医などの意見や評価がされていない．また，マルコフモデルに用いられた確率は，多くの医学文献を詳細に検討したと記載されているが検索方法，検索期間などが明記されていない．文献から得られた確率は，$1/(1+e-[(\alpha+5.007)\times BMD])$の式により年間確率に変えてある．また，費用に関するデータは，関節リウマチ治療費，検査費，在宅介護費用，骨折に伴う治療費など直接費用のみとし，薬剤費は1998年版Red Bookに記載された平均卸価格が使われた．なお，効用値については，骨折のないリウマチ患者に対する標準的効用値が決定できなかったため，非リウマチ患者群におけるtime trade-off estimatesを用いて評価されており，偏りが生じていると考えられる（表2）．

5）介入の選択
適切な比較代替案すべてについて検討したか？　個々の比較代替案について完全に報告したか？　適切な比較代替案で省略されたものはないか？　分析立場および試験の臨床的性質に適した比較代替案が選択されたか？

⇒この論文では，比較代替案として，アレンドロン酸，エチドロン酸，カルシトニンの3つの薬剤に対して3つの治療戦略すなわち，①骨密度検査は行わず，骨粗鬆症性骨折発症後にのみ治療する．②アメリカリウマチ学会により推奨されている検査およびBMDのTスコアー＜－1に基づいて選択的に治療する．③BMD検査によらな

図1 研究の用いられたマルコフモデル[3]

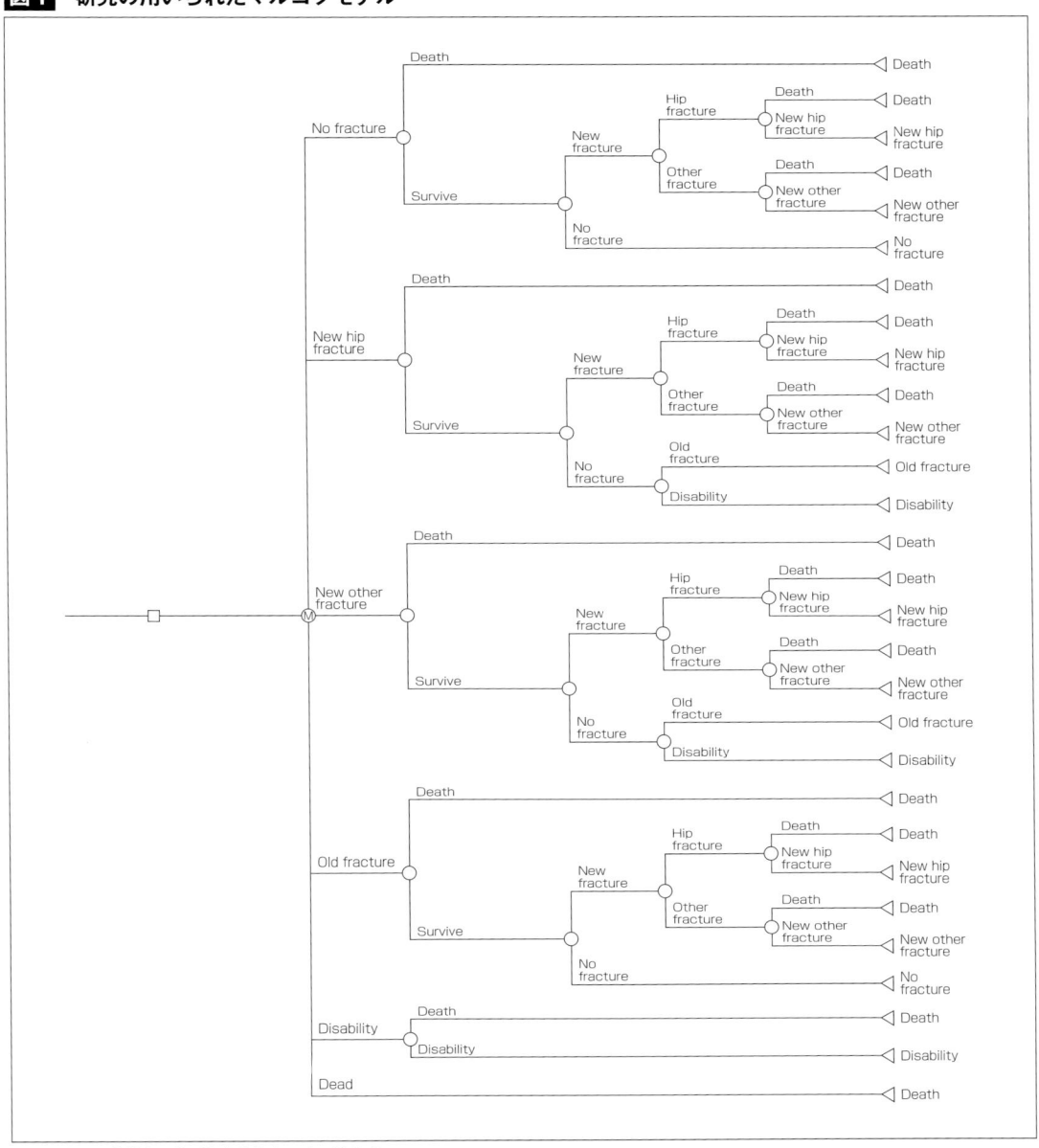

M：マルコフ分岐点　○：確率分岐点　◁：終末点

い経験的治療（全例に対して治療）が検討され，一般的臨床状況に適した代替案が設定されている．

B. 結果はどうだったか？
1）費用と臨床アウトカム
費用と臨床アウトカムに関しては，どのようなデータが報告されているか？　研究

表2 分析に用いられたデータ[3]

	ベースケース		ベースケース
大腿骨BMDに対する影響（変化率%）		年間費用（$）	
ステロイド・カルシウム・ビタミンD	0.8	関節リウマチ	2,524
エストロゲン補充療法	1.6	DXAスキャン	100
カルシトニン	0.001	カルシトニン	452
エチドロン酸	1	エチドロン酸	243
アレンドロン酸	4	アレンドロン酸	543
マルコフ推移確率		自宅介護	36,988
反復性骨折	2	大腿骨骨折	13,449
大腿骨骨折後の死亡	0.2	ほかの骨折	921
ほかの骨折後の死亡	0.036	割引率	0.03
大腿骨骨折後の自宅介護	0.65	効用値	
ほかの骨折後の自宅介護	0.05	骨折のない良好状態	0.9
		大腿骨骨折	0.6
		ほかの骨折	0.8
		自宅介護	0.4

の立場に適した費用と臨床アウトカムに関するデータが選択されているか？　負のデータ（投薬無効，有害作用）も含まれているか？　どのような方法で評価されたか？　適切な単位を用いて費用と臨床アウトカムを評価したか？

　⇒この論文では，基本症例分析においてエストロゲン補充療法非施行の患者の費用，効果（QALY），増分費用・効果比が報告されている（表3）．また10年後の骨折率についても評価を行っている（表4）．コンプライアンスについては，100%と仮定し，有害事象については，今回のモデルでは，組み込まれていない．

2）割引率

経時的な分析が行われているか？　将来における費用とアウトカムに関しては，現在の価値から割り引いて検討されているか？　使用した割り引き率について根拠が提示されているか？

　⇒この論文では，費用と効果について割引率を年率3%として検討している．

3）結果の評価

正確かつ有用な分析結果が報告されているか？　適切な統計解析が行われているか？　増分分析（一方の医薬品を選択した場合に，追加便益を得るために必要となる追加費用を分析する方法）が行われているか？

　⇒この論文では，増分分析が行われている．

4）感度分析

有意な変数に関しては，費用の幅について感度分析が行われているか？　適切な変数および関連性のある変数において変動が認められるか？　予想された傾向と一致する所見が得られているか？

　⇒この論文では，エチドロン酸，およびアレンドロン酸による骨粗鬆症による骨折

表3 エストロゲン非補充療法における基準症例の増分費用・効果比[3]

	費用（$）	効果（QALY）	増分費用・効果比（$／QALY）
エチドロン酸による観察待機法	52,900	15.66	
アレンドロン酸による観察待機法	53,300	15.67	66,100
検査およびアレンドロン酸による治療法	60,100	15.74	92,600
アレンドロン酸による全例に対する治療法	61,000	15.75	224,300

注）エチドロン酸による検査および治療法，エチドロン酸による全例に対する治療法は優位性から除外されている

表4 ステロイド療法10年後のそれぞれの治療法に対する骨折率および骨折減少率[3]

	骨折率（%）	骨折減少率
未治療患者（基準症例）	6.4	
検査およびエチドロン酸による治療法	6.3	1.6%
検査およびアレンドロン酸による治療法	5.8	9.4%
エチドロン酸による全例に対する治療法	6.2	3.1%
アレンドロン酸による全例に対する治療法	5.6	12.5%

発症後の治療について骨折率を変化させ確認している．さらに，アレンドロン酸による骨折後の治療と検査および骨密度のTスコア＜－2.5についても感度分析が行われている．感度分析の結果，アレンドロン酸の費用，骨折率に対して感受性があった．以上のことから適切な変数について感度分析が行われている．

C. 結果は自分の患者や自分の施設に役立つか？

1）研究の結論

妥当な結論に到達しているか？　分析で入手した結論については，外挿法で日常の臨床に当てはめることが可能であるか？

⇒この論文の研究から，確率データは，多くの文献を用いて評価されておりエビデンスレベルは高いと思われる．しかし，費用については，十分な評価がされているか疑問がのこる．また，この論文は，米国の医療費で分析が行われていること，効用値については，リウマチ患者からの効用値が利用されていない部分があること．有害事象については，その発現率やそれに伴う費用がふくまれていない点など問題が残っている．参考資料として日本の医療者の情報提供の一部となりうるが決定事項とはならない．ただ，この論文で使用された分析方法とモデルを使用し日本独自の薬剤経済評価を行うことは可能と思われる．しかし，増分費用・効果比から検査によるビスホスホネート製剤の治療法，全例にビスホスホネート製剤を投与する治療法は，非常に高価な治療法であると考えられる．

2）スポンサー

分析のスポンサーによる偏った影響が認められるか？　スポンサーによって支援された分析であるか？　製薬企業によって実施された分析であるか？

⇒論文中では，記載はない．

まとめ

　発表された研究の質を評価することは可能であるが，これを一般化して個々の医療機関に適用することはきわめて困難である．医療内容の違い，患者集団，薬剤費，医療材料費などについて，医療機関間で相違がある，研究の中で示されている費用節減および費用・効果比を外挿し，直接個々の医療機関や目の前の患者に当てはめることはできない．しかしながら，これらの研究の多くは，有用かつ有意義なものである．研究の中で提示されている方法論を使用し，医療機関固有の変数に置き換え，規模を縮小化した評価を行うことにより，費用節減あるいは費用・効果比，増分分析，感度分析などについて予測を行うことは可能である．今回の論文に使用されたモデルでは，マルコフモデルが使用されており，ステロイド療法の副作用である骨粗鬆症の予防投与に関する費用対効果のエビデンスを求める医療スタッフに中間的な解決策を提供する有力なモデルである．ただし，マルコフモデルを理解していることが前提条件である．

　今後，報告されたデータを使用すれば，ステロイド療法の薬剤経済モデルを作成することができる．これらのデータと医療機関固有のデータを組み合わせることにより，ステロイド療法に伴う骨粗鬆症の予防的治療薬に関し有効性と経済性の影響について予測する際の参考として利用することも可能となる．

文　献

1) Michael F Drummond PhD, W Scott Richardson MD, Bernie J O'Brien PhD, Mitchell Levine MD, Daren Heyland MD：User's Guides to the Medical Literature Ⅷ. Hoe to Use an Article on Economic Analysis of Clinical Practice. A：Are the Results of the Study Valid? JAMA, 277 (No.19)：1552-1557, 1997

2) Michael F Drummond PhD, W Scott Richardson MD, Bernie J O'Brien PhD, Mitchell Levine MD, Daren Heyland MD：User's Guides to the Medical Literature Ⅷ. Hoe to Use an Article on Economic Analysis of Clinical Practice. B. What Are the Results and Will They Help Me in Caring for My Patients? JAMA, 277 (No.22)：1802-1807, 1997

3) Daniel H Solomon and Karen M Kuntz：Should postmenopausal women with rheumatoid arthritis who are starting corticosteroid treatment be screened for osteoporosis? A Cost-Effectiveness Analysis. ARTHRITIS & RHEUMTISM, 43 (No.9)：1967-1975, 2000

4) Frank A Sonnenberg MD, J Robert Bec MD：Markov Models in Medical Decision Making. A Practical Guide. Med Decis Making, 13：322-338, 1993

感染症治療と薬剤経済学

はじめに

　薬剤経済学の問題は薬剤業務関連の新しい課題となっている．薬剤経済学の概念を病院薬剤部の場に導入するための最初の第一歩として，すでに発表されている薬剤経済学関係の論文などを理解し臨床現場に応用する方法論を学ぶことである．

　臨床の場においては，臨床薬剤師は薬物治療の有効性や安全性だけでなく，個々の患者の状況（患者のニーズと価値観，経済性を含む）に応じて最良と考える薬学的専門能力を医師，看護師，他の医療スタッフ，患者に示さなければならない．

　臨床現場において，薬剤師がより完全な臨床的，政策，および薬剤業務の意思決定を行うために薬剤経済学をどのように臨床業務へ応用するかをEBMの手法にしたがって[1,2]論文の批判的吟味について解説する．その結果を表1に示す．

　シナリオ
60歳，男性．昨夜に，熱っぽさを感じていたが，大丈夫と思い早めに床についた．明け方近く，身体が震えるような悪寒を覚え，その後胸痛も感じるようになった．痛みはさらに強くなると同時に，呼吸も苦しくなり痰を伴う咳もひどくなってきた．3日前より感冒様症状であった．
身体所見：血圧135/88mmHg，心拍数107/min，呼吸数33/min，体温38.5℃．喀痰培養で*Streptococcus pneumonia*による市中肺炎と診断されたれ当院への入院となった．
【薬剤師のコメント】
*Streptococcus pneumonia*による市中肺炎は，市中肺炎の25～60%の原因菌であると言われている．このような患者の初期治療には一般にペニシリン系の静脈内投与が費用対効果に優れている．しかし，エリスロマイシンなどのマクロライド系薬剤とセファロスポリン系薬剤の併用療法も代替療法の1つである．当院では，エリスロマイシン静注用やアジスロマイシン経口剤が好んで使用される．エリスロマイシンとアジスロマイシンでは，どちらの薬剤が最も治療効果と医療費が効率的に利用できるか？　費用対効果が優れているか不明である．この疑問に対し薬剤師はどのように解決したらよいだろうか？

EBMと薬剤経済学の実践

　　薬剤経済学は，薬剤の有効性，安全性だけでなく経済性（価値）を証明するために用いられる手段である．すなわち，薬剤の持つ価値をさまざまな面から明らかにするための手法である．今回のシナリオよりマクロライド系薬剤であるエリスロマイシンとアジスロマイシンに関する問題に焦点をあて薬剤師がどのように薬剤経済学的評価に関する論文を通じて解決していくかを解説する．

Step 1：問題の定式化
　　＃1：高齢者の市中肺炎にエリスロマイシンとアジスロマイシン，どちらの薬剤が最も治療効果と医療費が効率的であるか？

Step 2：情報の収集
　　シナリオの患者の問題解決に最適な論文[3]を入手した．
　　この論文は，ケンタッキー大学チャンドラー医療センターで行われた研究で，研究の中心は同センター薬剤部である．静注用エリスロマイシンが，アジスロマイシン（ただし静注用）に比べて血栓静脈炎の発現率が高く，なおかつ投薬回数が多く，副作用が多いとの報告が得られている．一方，アジスロマイシンのこのような患者群に対し確かに最適な薬剤選択であると記載されている．静注用エリスロマイシンおよび静注用アジスロマイシンの安全性・有効性・経済性を総合的に考慮し，医療施設の視点から費用最小化分析を行ったものであり，目的とする論文の1つである．

Step 3：論文の批判的吟味
A．結果は妥当か？
1）研究目的
　　研究目的は何か？　研究目的が明確に定義されているか？　さらに重要なことは，明確，簡便，評価可能な目的が設定されているか？
　　⇒この論文では，静注用エリスロマイシンおよび静注用アジスロマイシンのコストについて薬剤の使用と副作用の治療を総合的に考慮し，医療施設の視点から費用最小化分析を行ったと記載されている．

2）研究の立場
　　どのような立場で研究が行われたか？　問題を検討するのに適切な立場であったか？
　　⇒この論文では，従来使用されていた静注用エリスロマイシンは，薬剤費は安いが血栓静脈炎などの副作用があるため院内採用として静注用アジスロマイシンを検討していることから医療施設の立場で行ったと記載されている．したがって，適切な立場であると考えられる．

3）研究の方法
　　どのような方法を使用して薬剤経済学的評価を行ったか（例：費用－効果分析，費

表1 薬剤経済学の論文を評価するためのワークシート
（高齢者の市中肺炎にエリスロマイシンとアジスロマイシン，どちらの薬剤が最も治療効果と医療費が効率的であるか？）

項　目	評　価
A． 結果は妥当か？	
1． 研究目的	
・研究目的が明確に定義されているか？ ・明確，簡便，評価可能な目的が設定されているか？	■ は　い　　□ いいえ　　□ 不　明
2． 研究の立場	
・どのような立場で分析が行われたか？ ・問題を検討するのに適切な立場であったか？	■ は　い　　□ いいえ　　□ 不　明
3． 研究の方法	
・どのような分析方法とモデルを使用して薬剤経済学的評価を行ったか？ ・研究テーマに適した分析方法とモデルを使用したか？	□ は　い　　□ いいえ　　■ 不　明

分析の種類	■ 費用・最小化分析	□ 費用・効果分析	□ 費用・効用分析	□ 費用・便益分析
分析に使用したモデルの種類	○	×	×	×

4． 研究デザイン	
・研究デザインの内容について記載されているか？ ・何をデータソースとして使用したか？ ・臨床試験の範囲内において薬剤経済学的評価を実施する場合，適切な方法で評価が行われているか？	■ は　い　　□ いいえ　　□ 不　明
5． 介入の選択	
・適切な比較代替案すべてについて検討したか？ ・個々の比較代替案について完全に報告したか？ ・適切な比較代替案で省略されたものはないか？ ・研究の立場および試験の臨床的性質に適した比較代替案が選択されたか？	□ は　い　　□ いいえ　　■ 不　明
B． 結果はどうだったか？	
1． 費用とアウトカム	
・費用とアウトカムに関しては，どのようなデータが報告されているか？ ・研究の立場に適した費用とアウトカムに関するデータが選択されているか？ ・負のデータ（投薬無効，有害作用）も含まれているか？ ・どのような方法で評価されたか？ ・適切な単位を用いて費用とアウトカムを評価したか？	■ は　い　　□ いいえ　　□ 不　明
2． 割引率	
・経時的な分析が行われているか？ ・将来における費用とアウトカムに関しては，現在の価値から割り引いて検討されているか？ ・使用した割引率について根拠が提示されているか？	□ は　い　　■ いいえ　　□ 不　明
3． 結果の評価	
・医療上の意思決定者にとって，正確かつ有用な分析結果が報告されているか？ ・適切な統計解析が行われているか？ ・増分分析が行われているか？	□ は　い　　■ いいえ　　□ 不　明

	費　用（$）	効　果（QALY）	費用・効果比（$/QALY）
エリスロマイシン治療群	96.56		
アジスロマイシン治療群	66.46		

・分析に伴う仮定および限界について十分な考察が加えられているか？	
4． 感度分析	
・有意な変数に関しては，感度分析が行われているか？ ・適切な変数および関連性のある変数において変動が認められるか？ ・予想された傾向と一致する所見が得られているか？	□ は　い　　■ いいえ　　□ 不　明
C． 結果は自分の患者や自分の施設に役立つか？	
1． 研究の結論	
・妥当な結論に到達しているか？ ・分析で入手した結論については，外挿法で日常の臨床に当てはめることが可能であるか？	□ は　い　　□ いいえ　　■ 不　明
2． スポンサー	
・分析のスポンサーによる偏った影響が認められるか？ ・スポンサーによって支援された分析であるか？ ・製薬企業によって実施された分析であるか？	□ は　い　　■ いいえ　　□ 不　明

用－最小化分析，費用－効用分析など）？　研究テーマに適した分析方法とモデルが使用されたか？

　⇒この論文では，分析方法は，費用－最小化分析で行われている．序論の項にいずれのマクロライド系薬剤も，*Mycoplasma*と*Legionella*の抗菌作用に差はないものとしたと仮説が立てられている．しかし，今回の目的である*Streptococcus pneumoniae*に関しては同等であるとの記載は見当たらない．一般に，費用－最小化分析とは，安全性と有効性において推定または実証された同等性をもつ2つあるいはそれ以上の薬物治療の代替法の比較を含む．費用は，金額の値で計るが，得られた結果は等価であると推定されるので比較はされない．この分析の主要な焦点は，治療上同等であるとされる最小の費用の代替薬物治療法を決定することである．治療上同等な薬剤または同一薬剤の異なる投与量を比較するときに，費用－最小化分析を用いることが適切である[4]．したがって，研究テーマに適した分析方法が使用されたとは，判断ができない．

4）研究デザイン

　研究デザインの内容について記載されているか？　何をデータソースとして使用したか？　臨床試験の範囲内において薬剤経済学的評価を実施する場合，適切な方法で評価が行われているか？

　⇒この論文では，方法の項に記載されている．すなわち，ケンタッキー大学チャンドラー医療センターにおけるCAP治療で静注用アジスロマイシンまたは静注用エリスロマイシンの投与を受けている患者のカルテについて，レトロスペクティブ研究が行われている．患者の選択は，コンピュータデータベースを用い，1997年12月1日から1998年3月31日にかけて治療を受けた患者について年齢18歳以上で，CAP治療のために入院し，静注用抗菌薬の併用療法（マクロライド系薬剤の1つとほかの広域抗菌薬（セフォタキシム，セフタジジム，セフトリアキソン，アンピシリン－スルバクタム，イミペネム－シラスタチン，ピペラシリン－タゾバクタム，シプロフロキサシン，またはオフロキサシン）の併用）を最低3日間受けた患者を登録したと記載されている．除外基準としては，18歳未満，免疫無防備状態，または静注用抗菌薬の併用療法を3日以上受けていない患者とされている．

　注射部位における静脈炎や疼痛の評価は看護記録から得られている．費用に関するデータには，薬剤費，調剤費，投薬に要した看護時間，投薬にかかった医療材料費，および合併症の治療にかかった費用などが含まれている．とくに医療従事者の費用については，詳細な報告がなされている．論文中の方法の項に，作業時間の調査は3回実施し，医療スタッフが薬剤の調整に要した時間や，薬剤師が確認に要した時間も検討されている．薬剤師による確認にかかった費用については，薬剤師の平均給与（時給24.18ドル，ケンタッキー大学の薬剤師の給与費より）に作業の確認に要した時間を掛けて求められている．ただし，CPA治療基準が記載されていないが，適切な範囲で研究デザインが行われていると考えられる（表2，3）．

表2 薬剤の入手と調製にかかるコスト（1日あたり）

コストの内訳	アジスロマイシン 1日500mgの投与（$）	アジスロマイシン 1日250mgの投与（$）	エリスロマイシン 1,000mgの1日4回投与（$）	エリスロマイシン 500mgの1日4回投与（$）
薬剤入手* （1日あたりの投与量）	17.82	8.91	9.16	4.92
点滴バッグ*	0.63	0.63	6.96	6.96
専門家による調剤	0.39	0.39	0.43	0.43
薬剤師による確認	0.08	0.08	0.30	0.30
投与にかかる看護時間	1.49	1.49	5.98	5.98
合計	20.41	11.50	22.83	18.59

*施設あたりのコスト （文献3）より引用）

表3 ベースラインにおける患者背景*

変数（n=25）	アジスロマイシン（%）	エリスロマイシン（%）
年間の平均年齢±標準偏差	58.0±20.0	50.8±18.7
ICUの患者	13（52）	14（56）
男性	13（52）	16（64）
COPD	10（40）	6（24）
喫煙者	10（40）	4（16）
飲酒者	4（16）	3（12）

*各群の間に有意差は認められなかった（p=0.05）
ICU＝集中治療室，COPD＝慢性閉塞性肺疾患 （文献3）より引用）

5）介入の選択

　適切な比較代替案すべてについて検討したか？　個々の比較代替案について完全に報告したか？　適切な比較代替案で省略されたものはないか？　分析立場および試験の臨床的性質に適した比較代替案が選択されたか？

　⇒この論文では，CAP治療のために入院し，静注用抗菌薬の併用療法（マクロライド系薬剤の1つとほかの広域抗菌薬（セフォタキシム，セフタジジム，セフトリアキソン，アンピシリン-スルバクタム，イミペネム-シラスタチン，ピペラシリン-タゾバクタム，シプロフロキサシン，またはオフロキサシン）の併用）を最低3日間受けた患者を登録されている．アジスロマイシン群患者の約74%とエリスロマイシン群患者84%が，第三世代セファロスポリン系薬剤を併用している．しかし，これらのデータに関しては統計解析を行っていない．抗菌薬の併用パターンは両群とも同様であったので，この分析では全抗菌薬のコストを考慮しなかったと記載されているが，詳細については省略されているため不明である．また，最近，注目されているキノロン系薬剤を代替薬として検討することも考慮に入れる必要がある．

B．結果はどうだったか？

1）費用と臨床アウトカム

　費用と臨床アウトカムに関しては，どのようなデータが報告されているか？　研究

の立場に適した費用と臨床アウトカムに関するデータが選択されているか？　負のデータ（投薬無効，有害作用）も含まれているか？　どのような方法で評価されたか？　適切な単位を用いて費用と臨床アウトカムを評価したか？

⇒この論文では，エリスロマイシン群の患者9名は，静脈炎で静脈ラインを変更しなければならなかったとの記録があったが，アジスロマイシン群の患者には，静脈炎や静脈ラインの変更に関する記録はなかった．エリスロマイシン群の静脈炎患者9名中7名がセフォタキシムを併用，1名がセフトリアキソンを併用，もう1名がセフタジジムを併用しており，いずれもエリスロマイシンの注入と同じ末梢静脈ラインを用いて行っていた．中心静脈ラインより薬剤投与を行った患者は，エリスロマイシン群では25名中13名，アジスロマイシン群では25名中9名であったと記載されている．臨床アウトカムとして投与に伴う有害作用，投与日数，費用として，合併症に伴う費用も含めて総医療費が評価されている．

2）割引率

経時的な分析が行われているか？　将来における費用とアウトカムに関しては，現在の価値から割り引いて検討されているか？　使用した割り引き率について根拠が提示されているか？

⇒この論文では，研究期間である平均治療日数は，アジスロマイシン群で5.1日，エリスロマイシン群で5.6日と短期のため割引率については考慮されていない．

3）結果の評価

正確かつ有用な分析結果が報告されているか？　適切な統計解析が行われているか？　増分分析（一方の医薬品を選択した場合に，追加便益を得るために必要となる追加費用を分析する方法）が行われているか？

⇒この論文では，費用－最小化分析のため，増分分析は行われていない．平均総治療量は，合併症の治療費（エリスロマイシン群で，患者1名あたり4.36ドル）を含めると，アジスロマイシン群で66.46ドル（5.1日間），エリスロマイシン群で96.56ドル（5.6日間）であり，両群間に有意差は認められなかった．

4）感度分析

有意な変数に関しては，費用の幅について感度分析が行われているか？　適切な変数および関連性のある変数において変動が認められるか？　予想された傾向と一致する所見が得られているか？

⇒この論文では，感度分析は，行われていない．

C．結果は自分の患者や自分の施設に役立つか？

1）研究の結論

妥当な結論に到達しているか？　分析で入手した結論については，外挿法で日常の臨床に当てはめることが可能であるか？

⇒この論文の研究から，有効性については，治療期間に差がないとされている．併用薬の詳細が明記されていないために両群間バイアスが潜んでいる可能性がある

とは否定できない．費用については，十分な評価がされているか感度分析が行われておらず疑問がのこる．また，この論文は，米国の医療費で分析が行われていること，日本でアジスロマイシンの静注用が発売されていないことなど問題が残っている．参考資料として日本の医療者の情報提供の一部となりうるが決定事項とはならない．ただ，この論文で使用された費用－最小化分析方法を使用し日本独自の薬剤経済学的評価を行うことは可能と思われる．

2）スポンサー

分析のスポンサーによる偏った影響が認められるか？　スポンサーによって支援された分析であるか？　製薬企業によって実施された分析であるか？

⇒特に論文中では，この研究にグラクソ・スミスクライン社のメンバーが参加しているが，製造，販売会社でないためスポンサーによる偏った影響は考えられない．

まとめ

発表された研究の質を評価することは可能であるが，これを一般化して個々の医療機関に適用することはきわめて困難である．医療内容の違い，患者集団，薬剤費，医療材料費などについて，医療機関間で相違がある．研究の中で示されている費用節減および費用・効果比を外挿し，直接個々の医療機関や目の前の患者に当てはめることはできない．しかしながら，これらの研究の多くは，有用かつ有意義なものである．研究の中で提示されている方法論を使用し，医療機関固有の変数に置き換え，規模を縮小化した評価を行うことにより，費用節減あるいは費用・効果比，増分分析，感度分析などについて予測を行うことは可能である．今回の論文に使用された分析モデルでは，費用－最小化分析が使用されており，市中肺炎の抗菌薬治療に関し有効性，安全性および経済性の影響について予測する際の参考として利用することも可能である．

文　献

1) Michael F Drummond PhD, W Scott Richardson MD, Bernie J O'Brien PhD, Mitchell Levine MD, Daren Heyland MD：User's Guides to the Medical LiteratureⅧ. Hoe to Use an Article on Economic Analysis of Clinical Practice. A：Are the Results of the Study Valid? JAMA, 277（No.19）：1552-1557, 1997

2) Michael F Drummond PhD, W Scott Richardson MD, Bernie J O'Brien PhD, Mitchell Levine MD, Daren Heyland MD：User's Guides to the Medical LiteratureⅧ. Hoe to Use an Article on Economic Analysis of Clinical Practice. B.What Are the Results and Will They Help Me in Caring for My Patients? JAMA, 277（No.22）：1802-1807, 1997

3) KIMBERLY B HOWARD, KAREN BLUMENSCHEIN AND ROBERT P RAPP：Azithromycin versus erythromycin for community-acquired pneumonia：A cost-minimization analysis. Am J Health-Syst Pharm, 56：1521-4, 1999

4) Lisa A Sanchez：Pharmacoeconomic principles and methods：An introduction for hospital pharmacists. Hospital Pharmacy, 29（No.8）：777-779, 1994

C型慢性肝炎治療と薬剤経済学

はじめに

薬剤経済学の問題は薬剤業務関連の新しい課題となっている．薬剤経済学の概念を病院薬剤部の場に導入するための最初の第1歩として，すでに発表されている薬剤経済学関係の論文などを理解し臨床現場に応用する方法論を学ぶことである[1,2]．

臨床の場においては，臨床薬剤師は薬物治療の有効性や安全性だけでなく，個々の患者の状況（患者のニーズと価値観，経済性を含む）に応じて最良と考える薬学的専門能力を医師，看護師，ほかの医療スタッフ，患者に示さなければならない．

臨床現場において，薬剤師がより完全な臨床的，政策，および薬剤業務の意思決定を行うために薬剤経済学をどのように臨床業務へ応用するかを目的とする．

> シナリオ
> 60歳，女性，職業は看護師である．1965年長男出産後輸血の経験がある．毎年の職員検診で肝機能障害を指摘されていた．10年前からC型肝炎と診断されていた．1ヵ月前の肝生検でC型慢性活動性肝炎の診断を受け，今回インターフェロン治療を受けるために入院となった．
> 担当医から，インターフェロン，リバビリン併用療法を行うとの説明を受けたが，費用がかかると言われた．

EBMと薬剤経済学の実践

薬剤経済学は，経済性（価値）を証明するために用いられる手段である．C型慢性活動性肝炎は症状がゆっくりと進行するが，十分な治療を行えば生存期間は数年から数10年に及ぶが，最終的には肝不全や肝硬変，肝癌に至る．インターフェロン治療は，最初の治療で約50％の患者に効果を示す．しかし，長期的に大部分の患者は，不成功に終わる．

インターフェロンとリバビリンの併用療法は治療効果を維持することができるが，費用も高価となる．治療効果を維持し生存期間を延長するこれらの併用療法は，得られた質を調整した生命・年（quality-adjusted life-year；QALY）当たりの追加コストを推定し薬剤の価値を評価する必要がある．QALYは，生存期間中の患者のQOLによって加重した，またはそれによって調整した生存の指標である．この目的の分析を

行うための有力な手法が薬剤経済学である．今回のシナリオに関する問題を薬剤師がどのように解決していくかを解説する（表1）．

Step 1：問題の定式化

＃1：C型慢性活動性肝炎の患者にインターフェロンとリバビリンの併用療法は，インターフェロン単独療法に比較して，追加費用に見合う効果を期待できるだろうか？

Step 2：情報の収集

今回，Maria Buti, Miguel Aらの[3] Journal of Hepatology, 33：651-658, 2000 Cost-effectiveness of combination therapy for naive patients with chronicの文献を取り上げる．

Step 3：論文の批判的吟味

A．結果は妥当か？

1）研究目的

研究目的は何か？　研究目的が明確に定義されているか？　さらに重要なことは，明確，簡便，評価可能な目的が設定されているか？

⇒この論文では，本研究の目的は，インターフェロンとリバビリンの併用療法に対して，追加効果が追加費用を上回るに十分な価値があるかを明らかにすることであるとの記載がされている．

2）研究の立場

どのような立場で研究が行われたか？　問題を検討するのに適切な立場であったか？

⇒この論文では，原著論文のp.653 in this case the Spanish Health Authoritiesより支払い者の立場，スペイン保健当局の見地で分析がなされている．

3）研究の方法

どのような方法を使用して薬剤経済学的評価を行ったか（例：費用－効果分析，費用－最小化分析，費用－効用分析など）？　研究テーマに適した分析方法とモデルが使用されたか？

⇒この論文では，マルコフモデルを用いた判断分析である．このモデルは，6ヵ月のフォローアップ時点における持続反応すなわち，血清アラニンアミノトランスフェラーゼ値の正常およびC型肝炎ウイルスRNA陰性が長期持続しその後の治癒に相当すると仮定し，治癒により平均余命効果が期待できると考えられた標準的治療モデルである（図1）．治療を行ったC型慢性肝炎の患者コホートにおける将来の臨床的および経済的ベネフィットならびに費用を推定していることから費用－効果分析が行われている．

4）研究デザイン

研究デザインの内容について記載されているか？　何をデータソースとして使用したか？　臨床試験の範囲内において薬剤経済学的評価を実施する場合，適切な方法で

表1 薬剤経済学の論文を評価するためのワークシート
（C型慢性肝炎の費用—効果分析）

項　目	評　価
A．結果は妥当か？	
1．研究目的	
・研究目的が明確に定義されているか？ ・明確，簡便，評価可能な目的が設定されているか？	■はい　□いいえ　□不明
2．研究の立場	
・どのような立場で分析が行われたか？ ・問題を検討するのに適切な立場であったか？	■はい　□いいえ　□不明
3．研究の方法	
・どのような分析方法とモデルを使用して薬剤経済学的評価を行ったか？ ・研究テーマに適した分析方法とモデルを使用したか？	■はい　□いいえ　□不明

分析の種類	□費用・最小化分析	■費用・効果分析	□費用・効用分析	□費用・便益分析
分析に使用したモデルの種類	×	マルコフモデル	×	×

4．研究デザイン	
・研究デザインの内容について記載されているか？ ・何をデータソースとして使用したか？ ・臨床試験の範囲内において薬剤経済学的評価を実施する場合，適切な方法で評価が行われているか？	■はい　□いいえ　□不明
5．介入の選択	
・適切な比較代替案すべてについて検討したか？ ・個々の比較代替案について完全に報告したか？ ・適切な比較代替案で省略されたものはないか？ ・研究の立場および試験の臨床的性質に適した比較代替案が選択されたか？	■はい　□いいえ　□不明
B．結果はどうだったか？	
1．費用とアウトカム	
・費用とアウトカムに関しては，どのようなデータが報告されているか？ ・研究の立場に適した費用とアウトカムに関するデータが選択されているか？ ・負のデータ（投薬無効，有害作用）も含まれているか？ ・どのような方法で評価されたか？ ・適切な単位を用いて費用とアウトカムを評価したか？	■はい　□いいえ　□不明
2．割引率	
・経時的な分析が行われているか？ ・将来における費用とアウトカムに関しては，現在の価値から割り引いて検討されているか？ ・使用した割引率について根拠が提示されているか？	■はい　□いいえ　□不明
3．結果の評価	
・医療上の意思決定者にとって，正確かつ有用な分析結果が報告されているか？ ・適切な統計解析が行われているか？ ・増分分析が行われているか？ ・分析に伴う仮定および限界について十分な考察が加えられているか？	■はい　□いいえ　□不明
4．感度分析	
・有意な変数に関しては，感度分析が行われているか？ ・適切な変数および関連性のある変数において変動が認められるか？ ・予想された傾向と一致する所見が得られているか？	■はい　□いいえ　□不明
C．結果は自分の患者や自分の施設に役立つか？	
1．研究の結論	
・妥当な結論に到達しているか？ ・分析で入手した結論については，外挿法で日常の臨床に当てはめることが可能であるか？	□はい　□いいえ　■不明
2．スポンサー	
・分析のスポンサーによる偏った影響が認められるか？ ・スポンサーによって支援された分析であるか？ ・製薬企業によって実施された分析であるか？	□はい　■いいえ　□不明

図1 C型慢性肝炎のマルコフモデル

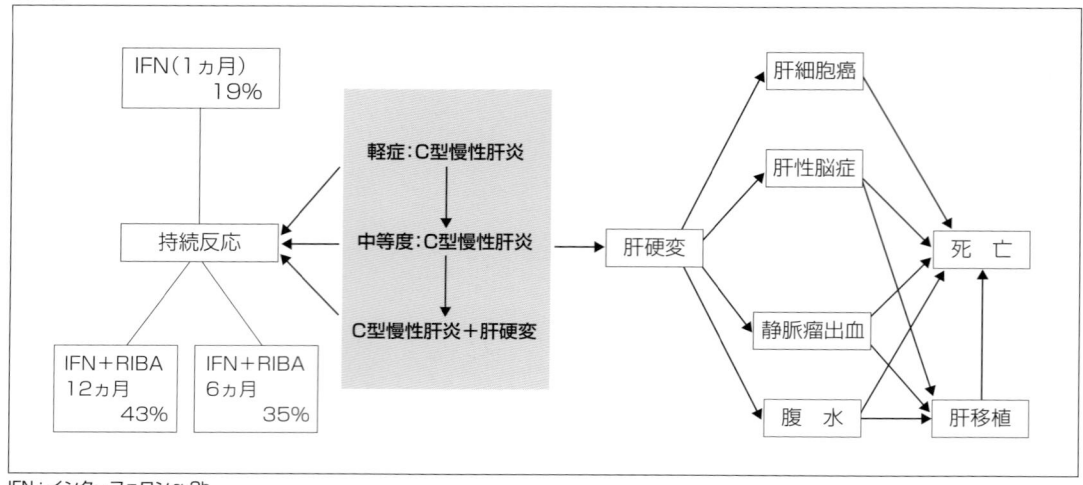

IFN：インターフェロンα-2b
RIBA：ribavirin（リバビリン）

(文献3）より引用）

評価が行われているか？
　⇒この論文では，研究デザインは，C型慢性肝炎の治療効果に対しては組織学的に軽症の慢性肝炎，中等度の慢性肝炎，肝硬変，非代謝性肝疾患，そして最終的に死亡までの進行の確率を個々の臨床試験より入手し検証されている．また，効用値としてQALY（質で調整された生存年）を算出するために，BennettおよびWongらが報告した論文から引用されている．費用については，治療，診断，検査，薬剤費，入院費について1998年現在の直接費用に基づいている．なお，生産性の損失などの間接費用および無形費用については考慮されていない．

5）介入の選択
　適切な比較代替案すべてについて検討したか？　個々の比較代替案について完全に報告したか？　適切な比較代替案で省略されたものはないか？　分析立場および試験の臨床的性質に適した比較代替案が選択されたか？
　⇒この論文では，3つの異なる治療法，すなわち12ヵ月間のインターフェロンα-2b療法，6ヵ月間のインターフェロンα-2b療法＋リバビリン併用療法，12ヵ月間のインターフェロンα-2b療法＋リバビリン併用療法について検討されている．分析の立場，臨床的な面からも比較代替案として問題はないと思われる．

B．結果はどうだったか？
　1）費用と臨床アウトカム
　　費用と臨床アウトカムに関しては，どのようなデータが報告されているか？　研究の立場に適した費用と臨床アウトカムに関するデータが選択されているか？　負のデータ（投薬無効，有害作用）も含まれているか？　どのような方法で評価された

か？ 適切な単位を用いて費用と臨床アウトカムを評価したか？

⇒この論文では，費用と臨床的アウトカムに関しては，軽症，中等度，年齢に対し増分費用効果比で算出されている．すなわち，費用については救命された生存年当たりの直接費用，臨床的アウトカムとしては平均余命効果に対してQALYを考慮しない場合とした場合について算出されている．

2）割引率

経時的な分析が行われているか？ 将来における費用とアウトカムに関しては，現在の価値から割り引いて検討されているか？ 使用した割引率について根拠が提示されているか？

⇒この論文では，国際的な推奨に基づき費用とアウトカムに関して年3％の割引率が適応されている．

3）結果の評価

正確かつ有用な分析結果が報告されているか？ 適切な統計解析が行われているか？ 増分分析（一方の医薬品を選択した場合に，追加便益を得るために必要となる追加費用を分析する方法）が行われているか？

⇒この論文では，方法の項に，増分費用対効果比を算出すると記載されている．したがってこの研究の著者らは，生存年あたり25,000〜28,000ユーロを下回る増分費用対効果比を有する治療は費用対効果が高いと判断している．したがって，正確かつ有用な分析結果が適切な統計解析によって報告されていると思われる．

4）感度分析

有意な変数に関しては，費用の幅について感度分析が行われているか？ 適切な変数および関連性のある変数において変動が認められるか？ 予想された傾向と一致する所見が得られているか？

⇒この論文では，結果の項にモデルの強固さを評価するために，関連した予後因子，割引率，持続反応およびリバビリンの価格を変化させ最終的な結果に及ぼす影響を評価している．

C．結果は自分の患者や自分の施設に役立つか？

1）研究の結論

妥当な結論に到達しているか？ 分析で入手した結論については，外挿法で日常の臨床に当てはめることが可能であるか？

⇒この論文の研究から，治療開始時の患者の年齢（30歳，45歳，60歳）および症状の程度（軽症，中等度），それぞれの組み合わせに対し，シュミレーションの結果，軽症の30歳の平均余命は健康被験者に対し7.1年短くなる．同様に中等症では，16.9年短くなる．30歳の軽症の患者に12ヵ月間の併用療法を行うことにより，6ヵ月の併用療法または12ヵ月の併用療法に比較して，0.6〜1.7年の平均期待余命が得られる．中等症の患者に12ヵ月の併用療法を行うと，ほかの療法と比較し1.4〜4.1年の平均期待余命が得られる．年齢が高齢化するほど期待される余命効果は少ないことが判明

図2 期待された生存年数―軽症のC型慢性肝炎―

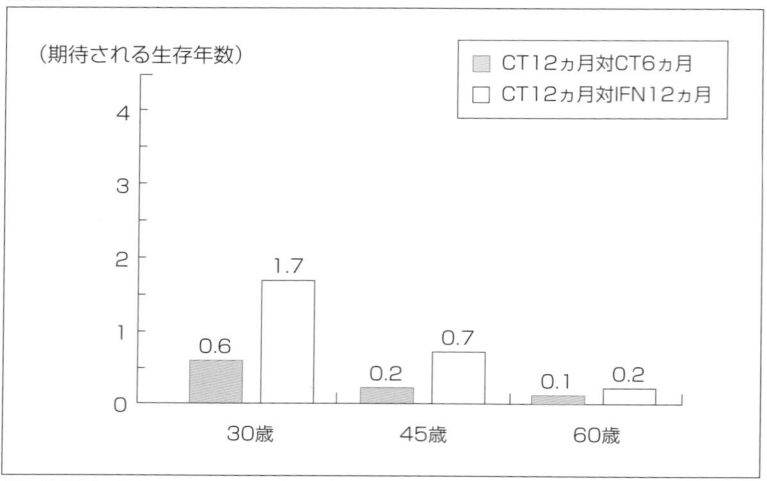

(期待される生存年数)
- CT12ヵ月対CT6ヵ月
- CT12ヵ月対IFN12ヵ月

30歳: 0.6, 1.7
45歳: 0.2, 0.7
60歳: 0.1, 0.2

CT＝併用療法，IFN＝インターフェロン単独療法

(文献3) より引用

図3 期待された生存年数―中等度のC型慢性肝炎―

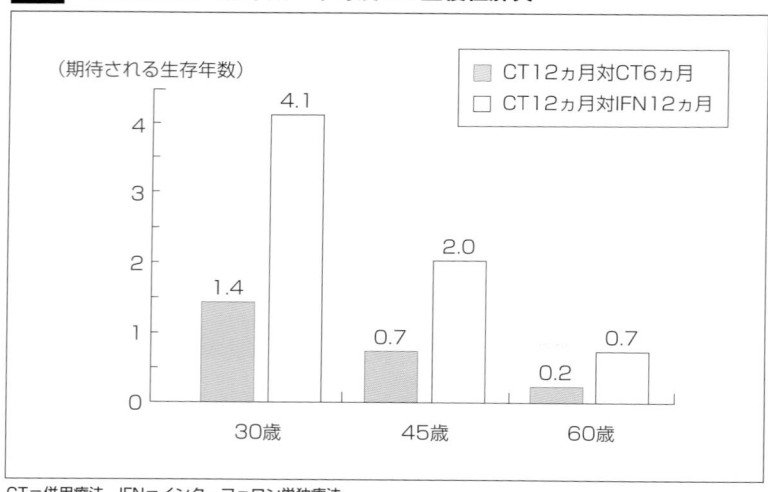

(期待される生存年数)
- CT12ヵ月対CT6ヵ月
- CT12ヵ月対IFN12ヵ月

30歳: 1.4, 4.1
45歳: 0.7, 2.0
60歳: 0.2, 0.7

CT＝併用療法，IFN＝インターフェロン単独療法

(文献3) より引用

した（図2, 3）．

一方，軽症の場合，30歳，45歳では12ヵ月の併用療法の増分費用効果比は許容範囲である．しかし60歳では，生存年当たり増分費用効果比25,000ユーロを超えることから効果に対して非常に費用のかかる治療である．しかし，中等症のそれぞれの年齢において基準を大きく下回ることから，費用対効果の優れた治療であると言える（図4, 5）．

以上のことから，確率データは，信頼できる臨床データを用いて分析されているが，

図4 軽症のC型慢性肝炎における増分費用効果比

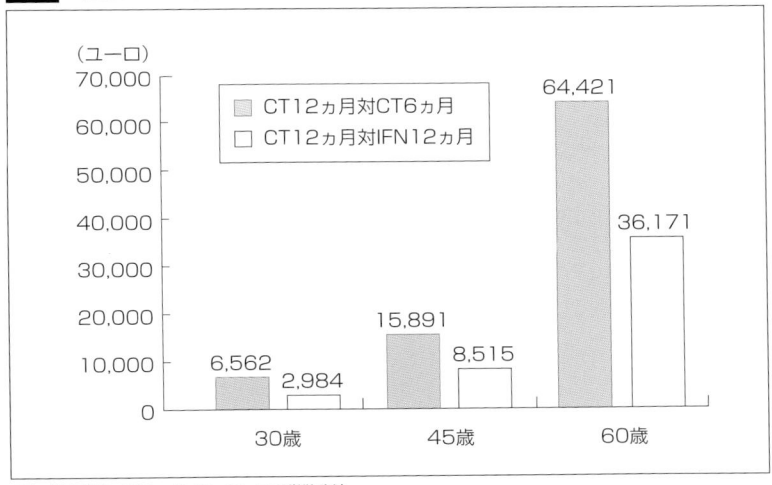

```
(ユーロ)
                                                    64,421
■ CT12ヵ月対CT6ヵ月
□ CT12ヵ月対IFN12ヵ月
                                                         36,171
              15,891
   6,562             8,515
        2,984
    30歳       45歳         60歳
```
CT＝併用療法，IFN＝インターフェロン単独療法　　　　　　　　（文献3）より引用

図5 中等度のC型慢性肝炎における増分費用効果比

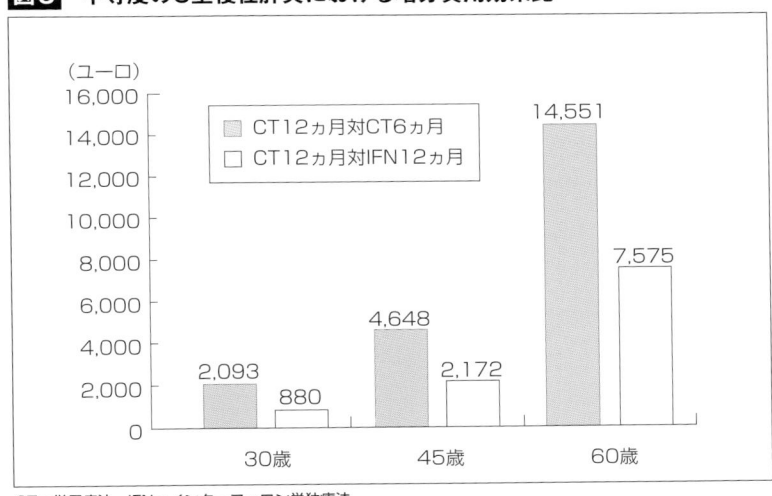

```
(ユーロ)
                                                    14,551
■ CT12ヵ月対CT6ヵ月
□ CT12ヵ月対IFN12ヵ月
                                                         7,575
              4,648
   2,093             2,172
        880
    30歳       45歳         60歳
```
CT＝併用療法，IFN＝インターフェロン単独療法　　　　　　　　（文献3）より引用

費用，効用値については，欧米のデータが利用されている．12ヵ月の併用療法は期待される余命効果を単独療法に比べ最大4.1年延ばすことは予測することができる．費用に関しては，海外での医療制度の違いなどを考慮すると日常診療に当てはめるには問題があると思われる．あくまでも意思決定の参考資料とすべきである．しかし，この研究で使用した分析モデルは，日本でも標準モデルとして使用し，日本固有の費用－効果分析を行うことは臨床的にも有用である．

2）スポンサー

分析のスポンサーによる偏った影響が認められるか？　スポンサーによって支援された分析であるか？　製薬企業によって実施された分析であるか？

⇒論文中では，特に記載はない．

まとめ

　　発表された研究の質を評価することは可能であるが，これを一般化して個々の医療機関に適用することはきわめて困難である．医療内容の違い，患者集団，薬剤費，医療材料費などについて，医療機関間で相違がある．研究の中で示されている費用節減および費用効果比を外挿し，直接個々の医療機関や目の前の患者に当てはめることはできない．しかしながら，これらの研究の多くは，有用かつ有意義なものである．研究の中で提示されている方法論を使用し，医療機関固有の変数に置き換え，規模を縮小化した評価を行うことにより，費用節減あるいは費用効果比について正確な予測を行うことは可能である．とくに，薬剤経済学の大きな特徴にマルコフモデル[4]などの分析モデルを構築することにより，長期的な患者の健康状態の推移をシミュレーションすることがよくある．この患者推移が費用や期待余命を求める基礎情報となり，薬剤経済学の最も重要なエビデンスである．しかし，今回の論文から，途中経過である患者推移は十分に説明されていない．したがって，モデルシミュレーションの理解と説明が非常に困難である．

　　今後，モデルシミュレーションの理解が十分に習得できていれば，発表されたデータを使用し薬剤経済モデルを作成することができる．これらのデータと医療機関固有のデータを組み合わせることにより，インターフェロン併用療法などの高価な医薬品の使用に伴う経済的影響について予測する際の参考として大いに利用することも可能となる．

文献

1) Michael F Drummond PhD, W Scott Richardson MD, Bernie J O'Brien PhD, Mitchell Levine MD, Daren Heyland MD : User's Guides to the Medical Literature Ⅷ. Hoe to Use an Article on Economic Analysis of Clinical Practice. A : Are the Results of the Study Valid? JAMA, 277 (No.19) : 1552-1557, 1997

2) Michael F Drummond PhD, W Scott Richardson MD, Bernie J O'Brien PhD, Mitchell Levine MD, Daren Heyland MD : User's Guides to the Medical Literature Ⅷ. Hoe to Use an Article on Economic Analysis of Clinical Practice. B.What Are the Results and Will They Help Me in Caring for My Patients? JAMA, 277 (No.22) : 1802-1807, 1997

3) Maria Buti, Miguel A Casado, Leslie Fosbrook, John B Wong and Rafael Esteban : Cost-effectiveness of combination therapy for naive patients with chronic. Journal of Hepatology, 33 : 651-658, 2000

4) Frank A Sonnenberg MD, J Robert Bec MD : Markov Models in Medical Decision Making. A Practical Guide. Med Decis Making, 13 : 322-338, 1993

アスピリンとがん予防の薬剤経済学

はじめに

　薬剤経済学の問題は薬剤業務関連の新しい課題となっている．薬剤経済学の概念を病院薬剤部の場に導入するための最初の第一歩として，すでに発表されている薬剤経済学関係の論文などを理解し臨床現場に応用する方法論を学ぶことである[1,2]．

　臨床の場においては，臨床薬剤師は薬物治療の有効性や安全性だけでなく，個々の患者の状況（患者のニーズと価値観，経済性を含む）に応じて最良と考える薬学的専門能力を医師，看護師，ほかの医療スタッフ，患者に示さなければならない．

　臨床現場において，薬剤師がより完全な臨床的，政策，および薬剤業務の意思決定を行うために薬剤経済学をどのように臨床業務へ応用するかを目的とする．

> シナリオ
> 　T.M，50歳，女性．先日定期健診を近くの病院に付設された検診センターで受けた．その病院の売店で売られている健康雑誌にアスピリンはがんに対して予防効果があるとの記事が載っていた．帰りがけ，知り合いの薬剤師さんにアスピリンを飲むとがんの予防が本当に可能なのか尋ねた．「今回のように，定期健診でつらい大腸鏡検査をするくらいなら安いアスピリンを飲んだ方が費用も安く済むのではないだろうか？」大腸がんを予防するためにアスピリンは従来の大腸鏡検査の代替療法となり得るか？

EBMと薬剤経済学の実践

　近年，アスピリンを含めた非ステロイド系鎮痛剤が大腸がんに対して，抗腫瘍効果があると注目されている．とくに，リウマチ患者などでアスピリンを長期服用している患者は大腸がんによる死亡率を40〜50%下げることが論文で報告されている[3,4]．また，ハーバード大学の研究調査[5]では，アスピリン服用者は，非服用者に比較しリスク比が0.7有意な結果が報告されている（表1）．大腸がんの発がん実験でもがんの発生を抑制することが示唆されている[6]．しかし，なぜがんが抑制されるのかその機序については完全に解明されていない．さらに，医療政策の面から大腸がんの予防効果は，従来の大腸鏡検査と比較して費用-効果が優れているか，薬剤経済学的評価を行う必要がある（表2）．

表1 アスピリン投与による大腸がんの相対危険度

Follow-up period	1986～1992	Follow-up period	1986～1992
総症例数		転移症例	
アスピリン非投与群/患者年	184/185,310	アスピリン非投与群/患者年	76/185,310
アスピリン投与群/患者年	67/76,707	アスピリン投与群/患者年	21/76,707
年齢補正のRR（95% CI）	0.70（0.53～0.92）	年齢補正のRR（95% CI）	0.52（0.32～0.84）
多変量分析のRR（95% CI）	0.68（0.52～0.92）	多変量分析のRR（95% CI）	0.51（0.32～0.84）
P value	0.008	P value	0.007

＊患者年（Patient-Year）：1症例1年を1つの単位として換算したもの　　　　　　　　　　　　　　　　　　　　　　（文献5）より）

Step 1：問題の定式化

#1．アスピリンを服用すると大腸鏡検査に比較して大腸がんを予防し，なおかつ費用－効果の優れた方法か？

Step 2：情報の収集

Aspirin as an Adjunct to Screening for Prevention of Sporadic Colorectal Cancer：A Cost-Effectiveness Analysis[7] の文献を取り上げる．

Step 3：論文の批判的吟味

A．結果は妥当か？

1）研究目的

研究目的は何か？　研究目的が明確に定義されているか？　さらに重要なことは，明確，簡便，評価可能な目的が設定されているか？

⇒この論文では，本研究の目的は，大腸がんの予防におけるアスピリンの服用と10年ごとの大腸鏡検査との費用－効果を比較することであった．なぜアスピリンを研究の対象としたかは，論文の中でアスピリンが最も一般に使用されており，薬剤費が他のNSAIDsと比べ低額の費用で済むことから，NSAIDsの代表薬としてアスピリンを選択したと記載されている．以上のことから明確で評価可能な目的が設定されていると考えて差し支えない．

2）研究の立場

どのような立場で研究が行われたか？　問題を検討するのに適切な立場であったか？

⇒この論文では，原著論文のp79 from the perspective of a third party payer．第三者の立場で分析を行ったと明記されている．内容から適切な立場であると判断できる．

3）研究の方法

どのような方法を使用して薬剤経済学的評価を行ったか（例：費用－効果分析，費用－最小化分析，費用－効用分析など）？　研究テーマに適した分析方法とモデルを使用したか？

⇒この論文では，マルコフモデルを用いた費用－効果分析である．このモデルは，大腸がんの予防戦略として4つの介入の費用－効果分析が実施されている．50歳の被

表2 薬剤経済学の論文を評価するためのワークシート
（アスピリンのがん予防効果に対する費用—効果分析）

項　目	評　価
A．結果は妥当か？	
1．研究目的	
・研究目的が明確に定義されているか？ ・明確，簡便，評価可能な目的が設定されているか？	■はい　□いいえ　□不明
2．研究の立場	
・どのような立場で分析が行われたか？ ・問題を検討するのに適切な立場であったか？	■はい　□いいえ　□不明
3．研究の方法	
・どのような分析方法とモデルを使用して薬剤経済学的評価を行ったか？ ・研究テーマに適した分析方法とモデルを使用したか？	■はい　□いいえ　□不明

分析の種類	□費用・最小化分析	■費用・効果分析	□費用・効用分析	□費用・便益分析
分析に使用したモデルの種類	×	マルコフモデル	×	×

4．研究デザイン	
・研究デザインの内容について記載されているか？ ・何をデータソースとして使用したか？ ・臨床試験の範囲内において薬剤経済学的評価を実施する場合，適切な方法で評価が行われているか？	□はい　□いいえ　■不明
5．介入の選択	
・適切な比較代替案すべてについて検討したか？ ・個々の比較代替案について完全に報告したか？ ・適切な比較代替案で省略されたものはないか？ ・研究の立場および試験の臨床的性質に適した比較代替案が選択されたか？	■はい　□いいえ　□不明
B．結果はどうだったか？	
1．費用とアウトカム	
・費用とアウトカムに関しては，どのようなデータが報告されているか？ ・研究の立場に適した費用とアウトカムに関するデータが選択されているか？ ・負のデータ（投薬無効，有害作用）も含まれているか？ ・どのような方法で評価されたか？ ・適切な単位を用いて費用とアウトカムを評価したか？	■はい　■いいえ　□不明
2．割引率	
・経時的な分析が行われているか？ ・将来における費用とアウトカムに関しては，現在の価値から割り引いて検討されているか？ ・使用した割引率について根拠が提示されているか？	■はい　□いいえ　□不明
3．結果の評価	
・医療上の意思決定者にとって，正確かつ有用な分析結果が報告されているか？ ・適切な統計解析が行われているか？ ・増分分析が行われているか？ ・分析に伴う仮定および限界について十分な考察が加えられているか？	■はい　□いいえ　□不明
4．感度分析	
・有意な変数に関しては，感度分析が行われているか？ ・適切な変数および関連性のある変数において変動が認められるか？ ・予想された傾向と一致する所見が得られているか？	■はい　□いいえ　□不明
C．結果は自分の患者や自分の施設に役立つか？	
1．研究の結論	
・妥当な結論に到達しているか？ ・分析で入手した結論については，外挿法で日常の臨床に当てはめることが可能であるか？	□はい　■いいえ　□不明
2．スポンサー	
・分析のスポンサーによる偏った影響が認められるか？ ・スポンサーによって支援された分析であるか？ ・製薬企業によって実施された分析であるか？	□はい　■いいえ　□不明

図1 大腸がんの予防戦略に対するマルコフモデル

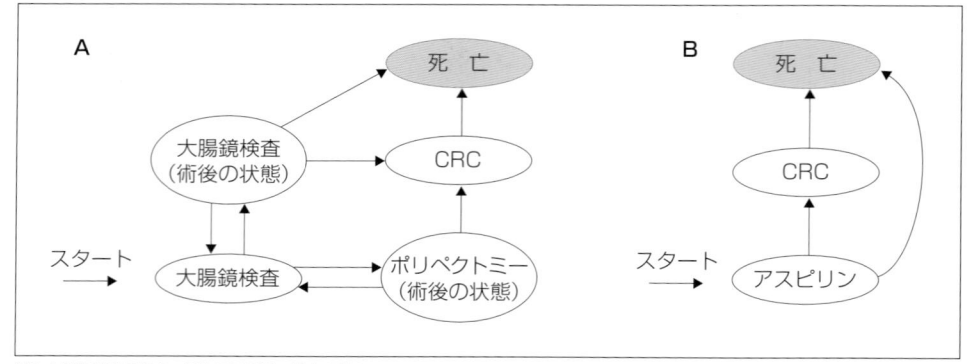

(A) 大腸鏡検査の場合　(B) アスピリン投与の場合　　　　　　　　　　　　　　　　　　　　　　　　（文献7）より）

験者100,000人からなる仮説に基づくコホートを死亡するまで追跡されている．①アスピリン投与なし，②10年ごとの大腸鏡検査または腺腫様ポリープのある被験者の場合にはポリープが認められなくなるまで3年ごとの大腸鏡検査，③大腸鏡検査を行わず，アスピリン1日325mgによる予防的化学療法，④第2および第3の戦略の組合せ，つまり10年ごとの大腸鏡検査およびアスピリンの連日服用．マルコフモデルのサイクルは1年である．この期間中に被験者が1健康状態から別の健康状態へ移行する（図1）．たとえば，大腸鏡検査モデルでは，被験者全員が50歳時点の大腸鏡検査からスタートする．被験者は，その後に4つの健康状態，つまり①ポリープのない大腸鏡検査陰性後の状態，②大腸鏡検査＋ポリペクトミー後の状態，③大腸鏡による大腸がん発現後の状態，④大腸がんまたはその他の原因による死亡など，いずれかに移行する．一方，予防的アスピリン療法では，被験者全員がアスピリンの連日服用からスタートする．被験者は，その後に3つの健康状態，つまり①予防的アスピリン療法を継続しながら無発現状態が維持されている，②大腸がんの発現，③大腸がんまたはその他の原因による死亡など，いずれかに移行するとの解説が記載されている．

4）研究デザイン

研究デザインの内容について記載されているか？　何をデータソースとして使用したか？　臨床試験の範囲内において薬剤経済学評価を実施する場合，適切な方法で評価が行われているか？

⇒この論文では，研究デザインは，仮想コホートである．年齢に特異的な大腸がんの年間発生率は，Surveillance, Epidemiology, and End Results Programの公表されている統計量から取られている．また，大腸がんの発生率，アスピリン投与や大腸鏡検査の有用性はさまざまな臨床研究から求められている．しかし，調査のための検索基準，論文の評価に対する基準などは記載されていない．一方，大腸がん療法，アスピリン投与，大腸鏡検査，ポリペクトミー，それらに関連する合併症の費用は，公表されている2000年の費用データとMedicare償還により調査されており，これら

表3 マルコフモデルに用いられた移行確率と費用

変　数	ベースライン値	感度分析
CRC予防のタイプと有効性		
大腸鏡検査のサーベイランス間隔	10年	―
ポリペクトミー後のサーベイランス間隔	3年	1〜5年
CRCの予防における大腸鏡検査の有効性	75%	50〜75%
CRCの予防におけるアスピリンの有効性	50%	25〜75%
大腸鏡検査＋アスピリンの有効性	87.5%	50〜100%
移行率		
腺腫の年間発生率	1%	―
大腸鏡検査の出血率	0.15%	―
ポリペクトミーの出血率	2.00%	―
大腸鏡検査の穿孔率	0.20%	―
ポリペクトミーの穿孔率	0.38%	―
S状結腸鏡の穿孔率	0.011%	―
CRCによる死亡率	40%	―
年間公定歩合	3%	―
費用（円）		
年間アスピリン予防	1,980	―
年間アスピリン予防＋GI副作用	18,920	2,200〜22,000
大腸鏡検査	76,560	―
ポリペクトミー	110,440	―
出　血	479,600	―
穿　孔	1,430,000	―
治癒しないCRCの治療	4,975,080	6,600,000

1ドル＝110円で換算　　　　　　　　　　　　　　　　　　　　　　　（文献7）より）

の直接費用には，診断，手術，放射線，化学療法，アスピリンの薬剤費および有害事象に伴う費用が含まれると記載されている．間接費用などについてはとくに記載はない（表3）．

5）介入の選択

適切な比較代替案すべてについて検討したか？　個々の比較代替案について完全に報告したか？　適切な比較代替案で省略されたものはないか？　分析立場および試験の臨床的性質に適した比較代替案が選択されたか？

⇒この論文では，①アスピリン投与なし，②10年ごとの大腸鏡検査または腺腫様ポリープのある被験者の場合にはポリープが認められなくなるまで3年ごとの大腸鏡検査，③大腸鏡検査を行わず，アスピリン1日325mgによる予防的化学療法，④第2および第3の戦略の組合せ，つまり10年ごとの大腸鏡検査およびアスピリンの連日服用の4つの比較代替案が選択されている．便潜血検査によるスクリーニングについては，費用のかからない方法であるものの，獲得生存年も低いことが以前の研究で示唆されたことから，本試験には含まれていないことが考察で述べられている．以上のことから，分析の立場，臨床的な面からも比較代替案として問題はないと思われる．

表4 大腸がんを予防するための費用—効果分析結果

変数	予防法 なし	大腸鏡検査	予防的化学療法	併用
成績				
CRCが予防された例数（n）	0	4,428	2,952	5,165
予防された例数/総CRC例数（%）	0.0	75.0	50.0	87.5
獲得生存年	0	7,951	5,301	9,277
費用（円）				
大腸鏡検査	0	20,863,435,780	0	20,863,435,780
CRCの治療	15,009,821,420	3,752,455,300	7,504,910,710	1,876,227,650
予防的化学療法	0	0	35,056,378,390	35,056,378,390
合計	15,009,821,420	24,615,891,190	42,561,289,100	57,796,041,930
費用・効果（円）/獲得生存年				
平均費用/獲得生存年		3,095,730	8,028,900	6,230,180
予防なしと比較したICER	—	1,208,130	5,197,390	4,612,190
大腸鏡検査と比較したICER				25,036,770
予防的化学療法と比較したICER				3,831,960

注意）数値は，平均28.5年間にわたり追跡した50歳の100,000人の仮想コホートに関するものである．1年寿命を延長するために必要とする将来の費用は，3%の年率を用いて計算されている
CRC：大腸がん，ICER：1年寿命を延長するために必要となる費用の増分費用—効果比
1ドル＝110円で換算

（文献7）より）

B．結果はどうだったか？

1）費用と臨床アウトカム

費用と臨床アウトカムに関しては，どのようなデータが報告されているか？　研究の立場に適した費用と臨床アウトカムに関するデータが選択されているか？　負のデータ（投薬無効，有害作用）も含まれているか？　どのような方法で評価されたか？　適切な単位を用いて費用と臨床アウトカムを評価したか？

⇒この論文では，費用と臨床的アウトカムに関しては，総費用，生存年（Life-Years），平均費用・効果比，増分費用・効果比で報告している．ただし，生存年については，QOLで調節はされていない．

2）割引率

経時的な分析が行われているか？　将来における費用とアウトカムに関しては，現在の価値から割り引いて検討されているか？　使用した割引率について根拠が提示されているか？

⇒この論文では，費用とアウトカムに関して年3％の割引率が適応されている．割引率についての明確な根拠は，論文中には記載はなく引用文献が提示されているのみである．

3）結果の評価

正確かつ有用な分析結果が報告されているか？　適切な統計解析が行われているか？　増分分析（一方の医薬品を選択した場合に，追加便益を得るために必要となる追加費用を分析する方法）が行われているか？

⇒この論文では，費用-効果分析をマルコフモデルにより仮想コホートで行った結果が示されている．**表4**に，4つの大腸がんに対する予防戦略の結果を示す．75％の有効性による10年に1度の大腸鏡検査を行うと4,428人の大腸がんが防止され，7,951

生存年が獲得される．この時の大腸鏡検査による総費用は，24,615,891,190円にものぼる．したがって，平均費用・獲得生存年比は，生存年1年あたり3,095,730円である．介入なしと比較して，増分費用・効果比は，生存年1年あたり1,208,130円である．アスピリンの予防的投与が50%有効性の場合の予防的化学療法は，2,952人の大腸がんを防止し，5,301生存年が獲得される．平均費用・獲得生存年比と増分費用・獲得生存年比は，いずれも大腸鏡検査のみの場合と比較して平均費用・獲得生存年比で4,933,170円，増分費用・獲得生存年比で3,989,260円余計に費用がかかる．予防的化学療法および大腸鏡検査の併用における平均費用・獲得生存年比，増分費用・獲得生存年比を大腸鏡検査のみと比較した場合，平均費用・獲得生存年比では3,134,450円，増分費用・獲得生存年比3,404,060円と大腸鏡検査のみと比較し多くの費用がかかることが示されている．表4，図2～4からも明らかなように有用な分析結果と，増分分析が行われている．

4）感度分析

有意な変数に関しては，費用の幅について感度分析が行われているか？　適切な変数および関連性のある変数において変動が認められるか？　予想された傾向と一致する所見が得られているか？

⇒この論文では，図5には，アスピリンの予防的化学療法の費用を変化させた感度分析の結果を示した．ベースラインの状態で，アスピリンの予防的化学療法が大腸鏡検査よりも費用−効果の高い結果を得るには，アスピリンの予防的化学療法の費用が7,700円未満にならなければならない．高効果のある（アスピリンの効果75%）予防的化学療法と比較的効果の低い（大腸鏡の効果50%）大腸鏡検査との想定下にあっても，その閾値は，16,500円である．これは，依然としてアスピリンの年間費用18,920円を下回ると結論付けている．さらにアスピリンの予防的化学療法とアスピリンと大腸鏡検査の併用についても感度分析が行われている．この感度分析は，併用法の有効性を50～100%の範囲で変動させており，アスピリンの予防的化学療法効果が0%の場合，大腸鏡検査のみの有効性に相当している．一方アスピリンの予防的化学療法効果が100%の場合は，大腸鏡検査のみのベースラインに対する有効率75%または50%にアスピリンの予防的化学療法の25%または50%有効性を追加したものに相当する．図6のX軸は，予防的化学療法の追加効果が0～50%の変動幅を示している．2つの曲線は，大腸鏡検査の2つのベースラインの有効率を示している．図6に示されているように，予防的化学療法の高い有効率が加わるほど，費用−効果の高い選択になる．大腸鏡検査とアスピリンの予防的化学療法の併用がすべての大腸がんを防止できるとすれば，アスピリンの増分費用−効果は，5,500,000～11,000,000円の間で変動するが，大腸鏡検査のみの予防効果に左右されることをこの感度分析が示している．いずれにしても，関連性のある変数については，大きな変動が認められており，予想された傾向は認められていない．

以上の結論から，アスピリンの費用（有害事象を伴う費用も含む）と効果については，感度分析の結果からも高額で予防効果が少ないと判断できる．

図2 大腸がんを予防するための3つの戦略に対する獲得生存年

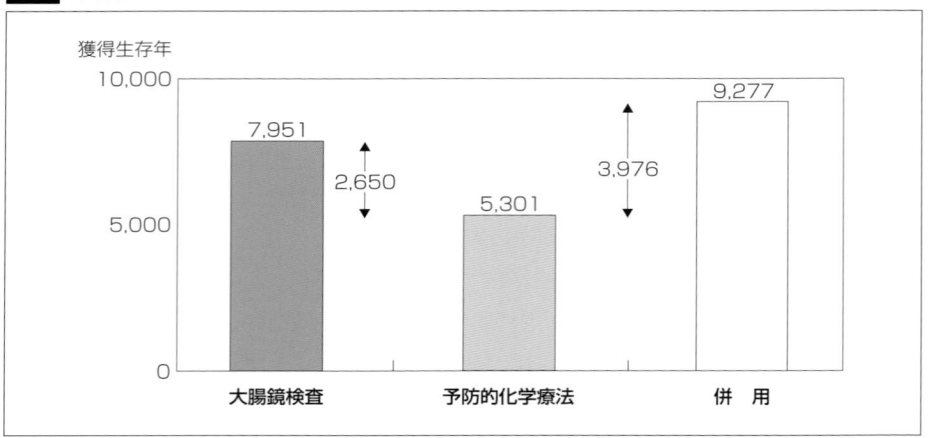

獲得生存年

- 大腸鏡検査: 7,951
- 予防的化学療法: 5,301
- 併用: 9,277

差: 2,650 / 3,976

(文献7) より

図3 予防なしと比較した3つの戦略における平均費用/獲得生存年

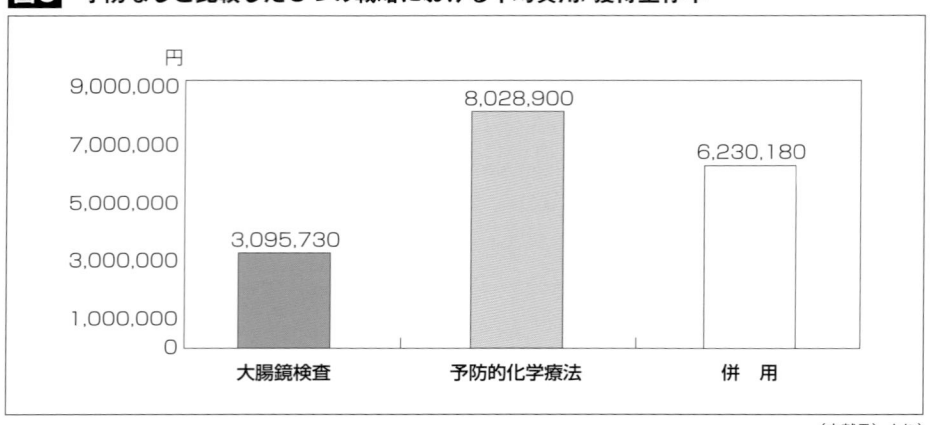

円

- 大腸鏡検査: 3,095,730
- 予防的化学療法: 8,028,900
- 併用: 6,230,180

(文献7) より

図4 予防なしと比較した3つの戦略における増分費用—効果分析

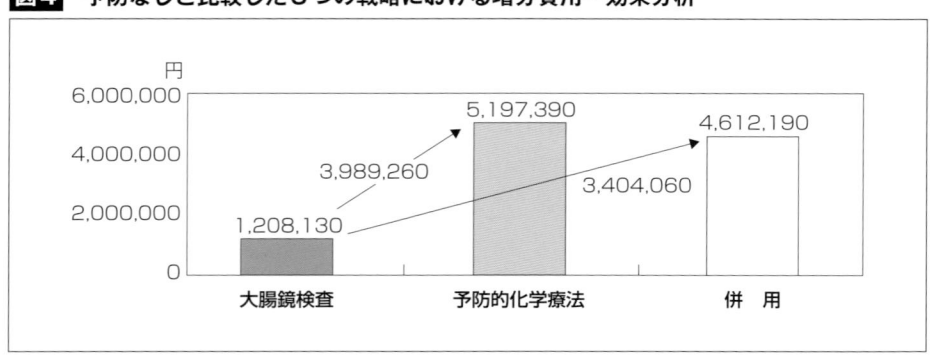

円

- 大腸鏡検査: 1,208,130
- 予防的化学療法: 5,197,390
- 併用: 4,612,190

3,989,260 / 3,404,060

(文献7) より

図5 予防的化学療法の費用（円）

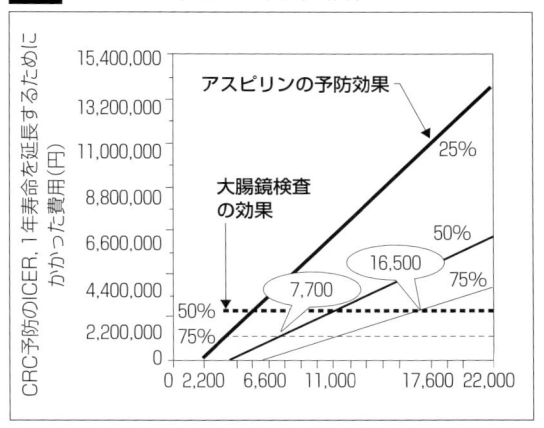

図6 大腸鏡検査のみと比較して，予防的化学療法の有効性が予防的化学療法および大腸鏡検査併用のICERに与える影響

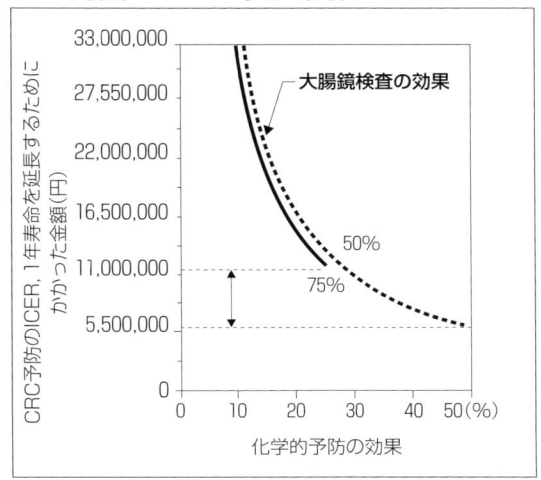

C. 結果は自分の患者や自分の施設に役立つか？

1）研究の結論

妥当な結論に到達しているか？　分析で入手した結論については，外挿法で日常の臨床に当てはめることが可能であるか？

⇒この論文の研究から，アスピリンの予防的化学療法がすでに実行された場合，大腸がんによる死亡をさらに予防するため10年に1度の大腸鏡検査を追加すると，ICERは，3,831,960円と予防的化学療法のみに比較して相対的に低くなるであろう．言い換えるならば，大腸鏡検査によるスクリーニングに加えたアスピリンの予防的化学療法は，費用－効果の高い方法ではない．本研究は，アスピリンを連日服用することにより大腸がんのリスクが軽減され，不快でなおかつ費用の高い大腸鏡検査を回避できることを大きくアピールしているが，本分析で明らかなように，大腸がんの予防的化学療法は，非常に興味があるものの，現時点では，費用－効果の優れた戦略ではないと結論できる．

2）スポンサー

分析のスポンサーによる偏った影響が認められるか？　スポンサーによって支援された分析であるか？　製薬企業によって実施された分析であるか？

⇒論文中では，とくに記載はない．

まとめ

発表された研究の質を評価することは可能であるが，これを一般化して個々の医療機関に適用することはきわめて困難である．医療内容の違い，患者集団，薬剤費，医

療材料費などについて，医療機関の間で相違がある．研究の中で示されている費用節減および費用効果比を外挿し，直接個々の医療機関や目の前の患者に当てはめることはできない．しかしながら，これらの研究の多くは，有用かつ有意義なものである．研究の中で提示されている方法論を使用し，医療機関固有の変数に置き換え，規模を縮小化した評価を行うことにより，費用節減あるいは費用・効果比について正確な予測を行うことは可能である．とくに，薬剤経済学の大きな特徴に，マルコフモデル[8]などの分析モデルを構築することにより，長期的な患者の健康状態の推移をシミュレーションすることがよくある．この患者推移が費用や期待余命を求める基礎情報となり，分析モデルの構築は，薬剤経済学の最も重要なエビデンスである．しかし，今回の論文も同様にモデルに対する病態推移や患者推移は，十分に説明されていない．したがって，モデルシミュレーションの理解と説明が非常に困難である．さらに，感度分析の解釈にもやや難しい面がある．今回の論文は，大変興味を持たせた研究ではある．アスピリンの低価格な薬剤費でも，医療経済的には大きな影響を与えることをわれわれに教えている．

文献

1) Michael F Drummond PhD, W Scott Richardson MD, Bernie J O'Brien PhD, Mitchell Levine MD, Daren Heyland MD : User's Guides to the Medical Literature Ⅷ. Hoe to Use an Article on Economic Analysis of Clinical Practice. A : Are the Results of the Study Valid? JAMA, 277 (No.19) : 1552-1557, 1997

2) Michael F Drummond PhD, W Scott Richardson MD, Bernie J O'Brien PhD, Mitchell Levine MD, Daren Heyland MD : User's Guides to the Medical Literature Ⅷ. Hoe to Use an Article on Economic Analysis of Clinical Practice. B : What Are the Results and Will They Help Me in Caring for My Patients? JAMA, 277 (No.22) : 1802-1807, 1997

3) 辻井正彦：COX−2阻害剤と大腸がん．癌と化学療法，28 (No.12)：1799-1805, 2001

4) Giovannucci E Egan KM, Hunter DJ et al : Aspirin and the risk of colorectal cancer in Women. N Engl J Med, 333 : 609-614, 1995

5) Edward Giovannucci MD ScD ; Eric B Rimm ScD, Meir J Stampfer, MD DrPH ; Graham A Colditz et al : Aspirin Use and the Risk for Colorectal Cancer and Adenoma in Male Health Professionals. Ann Intern Med, 121 : 241-246, 1994

6) Reddy BS, Rao CV, Rivenson A et al : Inhibitory effect of aspirin on azoxymethane-induced colon carcinogenesis. Carcinogenesis, 14 : 1493-1497, 1993

7) Saud Suleiman, Douglas K Rex, Amnon Sonnenberg : Aspirin as an Adjunct to Screening for Prevention of Sporadic Colorectal Cancer : A Cost-Effectiveness Analysis. GASTROENTEROLOGY, 122 : 78-84, 2002

8) Frank A Sonnenberg MD, J Robert Bec MD : Markov Models in Medical Decision Making. A Practical Guide. Med Decis Making, 13 : 322-338, 1993

薬剤業務と薬剤経済学 ① 入院編

はじめに

薬剤経済学の問題は薬剤業務関連の新しい課題となっている．薬剤経済学の概念を病院薬剤部の場に導入するための最初の第一歩として，すでに発表されている薬剤経済学関係の論文などを理解し臨床現場に応用する方法論を学ぶことである[1,2]．

臨床の場においては，臨床薬剤師は薬物治療の有効性や安全性だけでなく，個々の患者の状況（患者のニーズと価値観，経済性を含む）に応じて最良と考える薬学的専門能力を医師，看護師，ほかの医療スタッフ，患者に示さなければならない．

臨床現場において，薬剤師がより完全な臨床的，政策および薬剤業務の意思決定を行うために薬剤経済学をどのように臨床業務へ応用するかを目的とする．

> シナリオ
> 私は，内科病棟を担当する臨床薬剤師である．この病棟を担当してすでに3年が経ちチーム医療の一員として医師，看護師からも認められている．最近，自分の行っている業務が，本当に患者や病院のために役に立っているか疑問を感じてきた．院長から病棟に薬剤師が居ることでどの程度医療経済的な効果があるのか調査をするように依頼されていた．

EBMと薬剤経済学の実践

薬剤経済学は，広い意味で医療システムと社会に対して薬剤のコストと価値を提供するサイエンスである．薬剤が医療の現場で使われるとき，結果（臨床効果）とコストに対して，どのような選択が最適な結果を得るかを決定することである．日本では，薬剤経済学に関する研究は，いまだ十分ではない．諸外国では，薬剤経済学に関する多くの文献が主要な雑誌などで報告されている．したがって各種の学術雑誌で報告されている薬剤経済学に関する情報を適切な方法で利用するためには，日本での医療環境の状況に応じて再評価検討しなければならない．そのためには，文献の妥当性を吟味し，質についても厳重に検証することが必要である．その結果，薬剤師の観点から薬剤経済学に関する研究の基準を活用することにより，多種多様な薬剤経済の分析データを個々の医療現場に適した形態で応用することが可能である．

今回のシナリオに関する問題を薬剤師がどのように解決していくかを解説する（表1）．

表1 薬剤経済学の論文を評価するためのワークシート
（臨床薬剤師の業務に関するコスト対効果分析―入院編―）

項　目	評　価
A．結果は妥当か？	
1．研究目的	
・研究目的が明確に定義されているか？ ・明確，簡便，評価可能な目的が設定されているか？	■はい　□いいえ　□不明
2．研究の立場	
・どのような立場で分析が行われたか？ ・問題を検討するのに適切な立場であったか？	□はい　□いいえ　■不明
3．研究の方法	
・どのような分析方法とモデルを使用して薬剤経済学的評価を行ったか？ ・研究テーマに適した分析方法とモデルを使用したか？	■はい　□いいえ　□不明
分析の種類　　□コスト最小化分析　　■コスト効果分析　　□コスト効用分析　　□コスト便益分析	
分析に使用したモデルの種類　　×　　　判断分析　　　×　　　×	
4．研究デザイン	
・研究デザインの内容について記載されているか？ ・何をデータソースとして使用したか？ ・臨床試験の範囲内において薬剤経済学的評価を実施する場合，適切な方法で評価が行われているか？	■はい　□いいえ　□不明
5．介入の選択	
・適切な比較代替案すべてについて検討したか？ ・個々の比較代替案について完全に報告したか？ ・適切な比較代替案で省略されたものはないか？ ・研究の立場および試験の臨床的性質に適した比較代替案が選択されたか？	■はい　□いいえ　□不明
B．結果はどうだったか？	
1．コストとアウトカム	
・コストとアウトカムに関しては，どのようなデータが報告されているか？ ・研究の立場に適したコストとアウトカムに関するデータが選択されているか？ ・負のデータ（投薬無効，有害作用）も含まれているか？ ・どのような方法で評価されたか？ ・適切な単位を用いてコストとアウトカムを評価したか？	□はい　□いいえ　■不明
2．割引率	
・経時的な分析が行われているか？ ・将来におけるコストとアウトカムに関しては，現在の価値から割り引いて検討されているか？ ・使用した割引率について根拠が提示されているか？	□はい　□いいえ　■不明
3．結果の評価	
・医療上の意思決定者にとって，正確かつ有用な分析結果が報告されているか？ ・適切な統計解析が行われているか？ ・増分分析が行われているか？ ・分析に伴う仮定および限界について十分な考察が加えられているか？	□はい　□いいえ　■不明
4．感度分析	
・有意な変数に関しては，感度分析が行われているか？ ・適切な変数および関連性のある変数において変動が認められるか？ ・予想された傾向と一致する所見が得られているか？	■はい　□いいえ　□不明
C．結果は自分の患者や自分の施設に役立つか？	
1．研究の結論	
・妥当な結論に到達しているか？ ・分析で入手した結論については，外挿法で日常の臨床に当てはめることが可能であるか？	■はい　□いいえ　□不明
2．スポンサー	
・分析のスポンサーによる偏った影響が認められるか？ ・スポンサーによって支援された分析であるか？ ・製薬企業によって実施された分析であるか？	□はい　■いいえ　□不明

Step 1：問題の定式化
　＃1．臨床薬剤師が病棟業務に介入することによりコストに見合う効果を期待できるだろうか？

Step 2：情報の収集
　米国では，薬剤師の病棟業務における経済評価について多くの報告がある．その中で薬剤経済学的評価が行われた文献[3]を取り上げることとする．

Step 3：論文の批判的吟味
A．結果は妥当か？
　1）研究目的
　　研究目的は何か？　研究目的が明確に定義されているか？　さらに重要なことは，明確，簡便，評価可能な目的が設定されているか？
　　⇒この論文では，首都ワシントンのワルター・リード陸軍医学センター（WRAMC）における臨床薬剤師を含む病棟チームによりケアを受けた入院患者が，臨床薬剤師のいない病棟チームによりケアを受けた患者と比較して，①病状重篤度（入院日数），②入院1件あたりの薬剤コスト，③死亡率において，臨床薬剤師を含む病棟チームの効果とコストが優れているという仮説を立て行われた．
　2）研究の立場
　　どのような立場で研究が行われたか？　問題を検討するのに適切な立場であったか？
　　⇒この論文では，WRAMCにおける薬剤業務は，24時間単位の処方の配薬および4つのサテライト薬局からすべての入院患者に対する静脈注射（点滴）調製サービスを提供している．その他，血液・腫瘍科病棟，内科病棟における臨床薬剤師のサポートケアなども行われている．チーム医療の一員として薬剤師の貢献度についての研究に基づいていることから，研究の立場は記載されていないが論文の内容から薬剤師の立場で解析が行われていたと推測される．
　3）研究の方法
　　どのような方法を使用して薬剤経済学的評価を行ったか（例：コスト–効果分析，コスト–最小化分析，コスト–効用分析など）？　研究テーマに適した分析方法とモデルを使用したか？
　　⇒この論文では，判断分析によるコスト–効果分析が行われているがその詳細は不明である（図1）．コスト–効果分析の方法は，臨床薬剤師介入グループ1,201人と臨床薬剤師が介入しない対照グループ1,880人に割り付けられている．従来のこの種の研究期間が短いとのことから研究期間を1年間としている．
　4）研究デザイン
　　研究デザインの内容について記載されているか？　何をデータソースとして使用したか？　臨床試験の範囲内において薬剤経済学評価を実施する場合，適切な方法で評価が行われているか？

図1 コスト—効果分析モデル

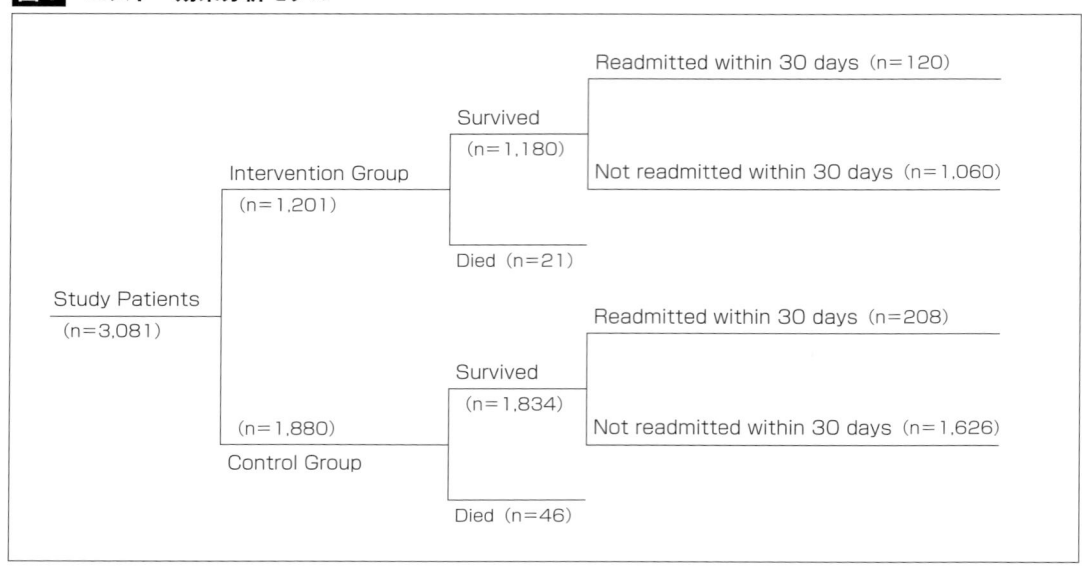

```
Study Patients (n=3,081)
├─ Intervention Group (n=1,201)
│   ├─ Survived (n=1,180)
│   │   ├─ Readmitted within 30 days (n=120)
│   │   └─ Not readmitted within 30 days (n=1,060)
│   └─ Died (n=21)
└─ Control Group (n=1,880)
    ├─ Survived (n=1,834)
    │   ├─ Readmitted within 30 days (n=208)
    │   └─ Not readmitted within 30 days (n=1,626)
    └─ Died (n=46)
```

(文献3）より引用)

⇒この論文では，1人の臨床薬剤師を含む病棟チーム（2つの一般内科病棟チームと1つの一般外科病棟チーム）によりケアを受けた患者の効果と，同時に臨床薬剤師を含まない病棟チーム（3つの一般内科病棟チームと2つの一般外科病棟チーム）によるケアを受けた患者グループの非ランダム化比較試験である．しかし，外科系病棟の臨床薬剤師の非介入グループで肝胆膵臓系疾患患者が約2倍多いことが問題である．この研究を承認した病院の臨床調査委員会のメンバー以外では，薬剤部のスタッフのみがこの計画を知らされていた．

コストについては，1990年10月現在の薬剤費（静脈注射用のチューブ，針，シリンジ，ラベルなどは除かれている），入院費，臨床薬剤師の人件費をデータ源として使用している．治療，診断，検査などの直接コストや生産性の損失などの間接コストおよび無形コストについては明確な記載はない．

臨床データについては，主として入院期間および30日以内の再入院期間，死亡数，薬剤の追加，薬剤の削減，薬剤の変更，投与量の変更，投与経路の変更，薬物血中濃度モニタリング，検査の追加，または中止依頼，重症度などである．

5）介入の選択

適切な比較代替案すべてについて検討したか？ 個々の比較代替案について完全に報告したか？ 適切な比較代替案で省略されたものはないか？ 分析立場および試験の臨床的性質に適した比較代替案が選択されたか？

⇒この論文では，臨床薬剤師の介入の有無について，外科系，内科系病棟と臨床薬剤師が介入している血液・腫瘍科病棟も検討されている．臨床的な面からとくに比較代替案として問題はないと思われる．

B．結果はどうだったか？
1）コストと臨床アウトカム

コストと臨床アウトカムに関しては，どのようなデータが報告されているか？　研究の立場に適したコストと臨床アウトカムに関するデータが選択されているか？　負のデータ（投薬無効，有害作用）も含まれているか？　どのような方法で評価されたか？　適切な単位を用いてコストと臨床アウトカムを評価したか？

⇒この論文では，臨床アウトカムについては，死亡数（図2），薬剤師の介入による処方薬剤，検査の影響（表2）について報告されている．また30日以内の再入院率についても報告されている．医師は，臨床薬剤師の勧告に対し内科系病棟で86.7%，外科系病棟で82.8%が同意に従っている．とくに内科系病棟では，薬剤の減少が18%，投与量の変更が25%，処方に関する教育が58%と薬物治療の適正化に影響を与えている．コストについては，入院患者1人当たりの入院期間（表3，図3），薬剤費（表3），1日当たりの入院費＄701，入院費発生の確率の積での合計コストの平均，および1人当たり薬剤師の人件費，諸経費の50%（年俸＄30,000）を基にコストのアウトカムとして求めている．なお，副作用の発現率，それに伴う追加コストなどの負のデータは考慮されていない．

2）割引率

経時的な分析が行われているか？　将来におけるコストとアウトカムに関しては，現在の価値から割り引いて検討されているか？　使用した割り引き率について根拠が提示されているか？

⇒この論文では，調査研究は1年間であるが，割引率については，実施されていない．その理由についても明記されていない．

3）結果の評価

正確かつ有用な分析結果が報告されているか？　適切な統計解析が行われている

表2　臨床薬剤師による介入影響（％）

介入のタイプ	臨床薬剤師のいる一般内科病棟 N=860	臨床薬剤師のいる一般外科病棟 N=341	臨床薬剤師のいる血液・腫瘍病棟 N=557
薬剤の追加	11.5	5.9	33.2
薬剤の減少	18	5.9	7.7
薬剤の変更	12.4	4.7	8.8
投与量の変更	25.3	8.2	12
投与経路の変更	4.4	1.2	8.4
薬物血中濃度モニタリング	12.3	4.1	17.4
処方に関する教育	58.9	37	91.6
臨床検査の追加	2.1	5	9.1
臨床検査の減少	0.2	0.9	1.3

（文献3）より引用）

表3 介入および対照グループの入院期間と薬剤費の結果

	介入グループ		対照グループ	
	平 均	95%信頼区間	平 均	95%信頼区間
入院期間（日）	7.6	7.3～7.9	8.2	7.9～8.5
薬剤費/入院1件	$144	129～159	$168	153～183
	15,840円	14,190～17,490	18,480円	16,830～20,130

$=110円で換算

(文献3) より引用

図2 各グループの入院患者死亡数

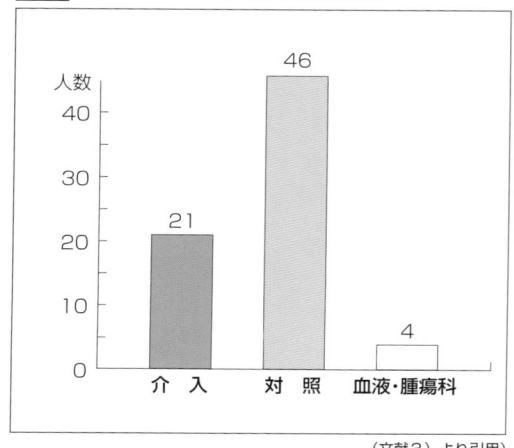

介入：21、対照：46、血液・腫瘍科：4

(文献3) より引用

図3 各グループの入院期間

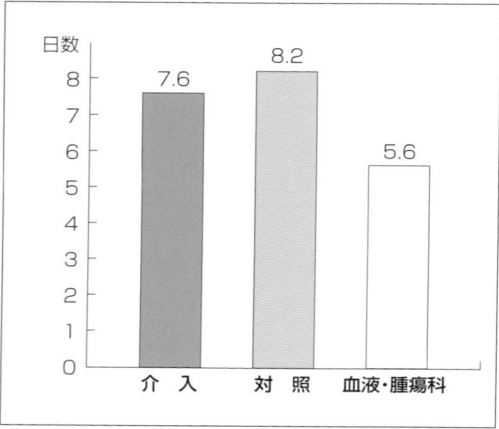

介入：7.6、対照：8.2、血液・腫瘍科：5.6

(文献3) より引用

か？　増分分析（一方の医薬品を選択した場合に，追加便益を得るために必要となる追加コストを分析する方法）が行われているか？

⇒この論文では，薬剤師が臨床業務に介入することによる利益については，各グループ間の分散分析，t検定を用い統計的処理がなされている．入院期間（p=0.032），入院1件当たりの薬剤コスト（p=0.048）について有意な差を示した．介入グループ（死亡者21，死亡率；1.75%）と対照グループ（死亡者46，死亡率：2.45%）との間で死亡率については，有意な差はなかった．したがって，臨床薬剤師の介入は，入院1件あたりの入院期間と薬剤コストに良好な影響を与えたことになる．また，利益対コストの比は6.03：1で，投資額に対する年間回収額は，$150,951（16,604,610円）であった．なお，薬剤経済学で必要とされている増分分析は行われていない．

4）感度分析

有意な変数に関しては，コストの幅について感度分析が行われているか？　適切な変数および関連性のある変数において変動が認められるか？　予想された傾向と一致する所見が得られているか？

⇒この論文では，薬剤師の介入による感度分析が実施されている（表4，図4）．臨床業務に費やした薬剤師の時間を50～100%変化させた場合について，それぞれ1日の入院費を350～701ドル，30日以内の再入院についてもその影響を評価している．

表4 薬剤師の介入による利益の感度分析

	薬剤師が臨床業務に費やした時間の割合（%）	1日の入院費（$）	入院コスト削減額（$）	年間コストの節減額	利益対コスト比
1	50（基本分析）	701	377	$150,951（16,604,610円）	6.03：1
2	100	701	302	$120,951（13,304,610円）	3.02：1
3	50	350	152	$60,876（6,696,360円）	3.03：1
4	100	350	77	$30,876（3,396,360円）	1.51：1
5	50	701	322	$128,932（14,182,520円）	5.30：1
6	100	701	247	$98,932（10,882,520円）	2.65：1

$=110円で換算　　　　　　　　　　　　　　　　　　　　　　　　　　（文献3）より引用）

図4 薬剤師の介入による利益の感度分析

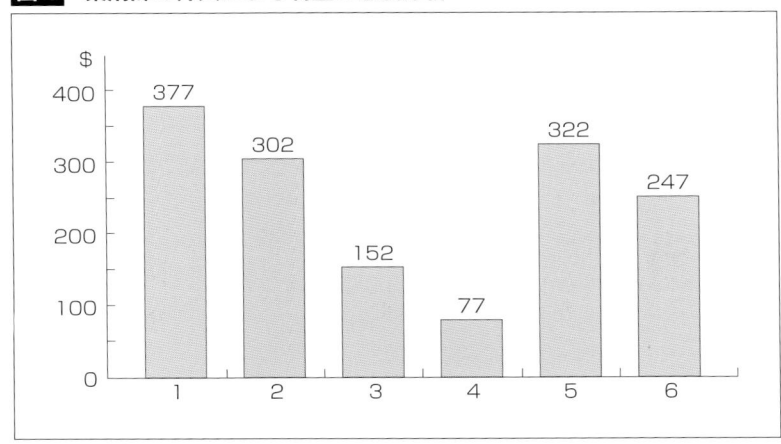

$=110円で換算
1：基本分析　薬剤師の業務時間50%で1日入院費$701
2：薬剤師の業務時間100%で1日入院費$701
3：薬剤師の業務時間50%で1日入院費$350
4：薬剤師の業務時間100%で1日入院費$350
5：薬剤師の業務時間50%で1日入院費$701，再入院費は含まない
6：薬剤師の業務時間100%で1日入院費$701，再入院費は含まない

（文献3）より引用）

C．結果は自分の患者や自分の施設に役立つか？

1）研究の結論

妥当な結論に到達しているか？　分析で入手した結論については，外挿法で日常の臨床に当てはめることが可能であるか？

⇒この論文の研究から，薬剤師の臨床業務の介入が有意な死亡率の差とはならなかったが，明らかに入院期間の短縮，薬剤費の削減を示している．しかし薬剤師の介入が，直接薬剤費の減少につながることではないことを考察で述べている．すなわち，薬剤費は，総医療費のわずか5%程度と報告されておりその影響は少ないと結論付けている．しかし，この研究から，薬剤師が直接臨床業務に介入することにより，薬物療法の最適化が行われ患者の治療効果を上げたことは事実のようである．この

結果はほかの医療機関，米国だけでなく日本おいても一般化して適用することができるのではないだろうか．
2) スポンサー

分析のスポンサーによる偏った影響が認められるか？ スポンサーによって支援された分析であるか？ 製薬企業によって実施された分析であるか？
⇒論文中では，とくに記載はない．

まとめ

薬物治療に関した薬剤経済学では，発表された研究の質を評価することは可能であるが，これを一般化して個々の医療機関に適用することはきわめて困難である．その理由として医療内容の違い，患者集団，薬剤費，医療材料費などについて，医療機関間で相違がある．したがって，研究の中で示されているコスト節減およびコスト効果比を外挿し，直接個々の医療機関や目の前の患者に当てはめることはできない．しかしながら，これらの研究の多くは，有用かつ有意義なものである．研究の中で提示されている方法論を使用し，医療機関固有の変数に置き換え，規模を縮小化した評価を行うことにより，コスト節減あるいはコスト効果比について正確な予測を行うことは可能である．今回の研究論文は，薬剤師が臨床業務に介入することにより，医療機関にとってコスト対効果が優れたものであると結論づけている．この結論は，日本における臨床薬剤師の業務を評価する場合にも十分適応できるものである．

文献

1) Michael F Drummond PhD, W Scott Richardson MD, Bernie J O'Brien PhD, Mitchell Levine MD, Daren Heyland MD：User's Guides to the Medical LiteratureⅧ. Hoe to Use an Article on Economic Analysis of Clinical Practice. A：Are the Results of the Study Valid? JAMA, 277 (19)：1552-1557, 1997
2) Michael F Drummond, PhD, W Scott Richardson MD, Bernie J O'Brien PhD, Mitchell Levine MD, Daren Heyland MD：User's Guides to the Medical LiteratureⅧ. Hoe to Use an Article on Economic Analysis of Clinical Practice. B.What Are the Results and Will They Help Me in Caring for My Patients? JAMA, 277 (22)：1802-1807, 1997
3) Darrel C Bjornson, William O Hiner Jr, Roger P Potyk et al：Effect of pharmacists on health care outcomes in hospitalized patients. Am J Hosp Pharm, 50：1875-1884, 1997

薬剤業務と薬剤経済学 ② 採用薬剤の決定

はじめに

薬剤経済学の問題は薬剤業務関連の新しい課題となっている．薬剤経済学の概念を病院薬剤部の場に導入するための最初の第一歩として，すでに発表されている薬剤経済学関係の論文などを理解し臨床現場に応用する方法論を学ぶことである[1,2]．

臨床の場においては，臨床薬剤師は薬物治療の有効性や安全性だけでなく，個々の患者の状況（患者のニーズと価値観，経済性を含む）に応じて最良と考える薬学的専門能力を医師，看護師，ほかの医療スタッフ，患者に示さなければならない．

臨床現場において，薬剤師がより完全な臨床的，政策，および薬剤業務の意思決定を行うために薬剤経済学をどのように臨床業務へ応用するかを目的とする．

> シナリオ
>
> 私は，薬剤部医薬品情報室薬事委員会担当の薬剤師である．次回の薬事委員会でアンジオテンシンⅡ（A-Ⅱ）受容体拮抗薬の申請が提出された．現在，当院では，さまざまな高血圧治療薬（Ca拮抗薬，ACE阻害薬，利尿薬，β遮断薬）が採用されている．AⅡ受容体拮抗薬を採用することは，薬剤経済学の面から適正な薬剤選択情報を処方医に提供することが可能であろうか？

EBMと薬剤経済学の実践

薬剤経済学は，広い意味で医療システムと社会に対して薬剤のコストと価値を提供するサイエンスである．薬剤が医療の現場で使われるとき，結果（臨床効果）とコストに対して，どのような選択が最適な結果を得るかを決定することである．日本では，薬剤経済学に関する研究は，いまだ十分ではない．諸外国では，薬剤経済学に関する多くの文献が主要な雑誌などで報告されている．したがって各種の学術雑誌で報告されている薬剤経済学に関する情報を適切な方法で利用するためには，日本での医療環境の状況に応じて再評価検討しなければならない．そのためには，文献の妥当性を吟味し，質についても厳重に検証することが必要である．その結果，薬剤師の観点から薬剤経済学に関する研究の基準を活用することにより，多種多様な薬剤経済の分析データを個々の医療現場に適した形態で応用することが可能である．

高血圧治療を行う場合，多数の薬剤選択肢が考えられる．現在，世界で上市されて

表1 薬剤経済学の論文を評価するためのワークシート
(コスト対効果分析を考慮した高血圧治療薬の薬剤選択)

項目	評価
A. 結果は妥当か？	
1. 研究目的	
・研究目的が明確に定義されているか？ ・明確，簡便，評価可能な目的が設定されているか？	■はい　□いいえ　□不明
2. 研究の立場	
・どのような立場で分析が行われたか？ ・問題を検討するのに適切な立場であったか？	■はい　□いいえ　□不明
3. 研究の方法	
・どのような分析方法とモデルを使用して薬剤経済学的評価を行ったか？ ・研究テーマに適した分析方法とモデルを使用したか？	■はい　□いいえ　□不明

分析の種類	□費用・最小化分析	■費用・効果分析	□費用・効用分析	□費用・便益分析
分析に使用したモデルの種類	×	判断分析モデル	×	×

4. 研究デザイン	
・研究デザインの内容について記載されているか？ ・何をデータソースとして使用したか？ ・臨床試験の範囲内において薬剤経済学的評価を実施する場合，適切な方法で評価が行われているか？	■はい　□いいえ　□不明
5. 介入の選択	
・適切な比較代替案すべてについて検討したか？ ・個々の比較代替案について完全に報告したか？ ・適切な比較代替案で省略されたものはないか？ ・研究の立場および試験の臨床的性質に適した比較代替案が選択されたか？	■はい　□いいえ　□不明
B. 結果はどうだったか？	
1. コストとアウトカム	
・コストとアウトカムに関しては，どのようなデータが報告されているか？ ・研究の立場に適したコストとアウトカムに関するデータが選択されているか？ ・負のデータ（投薬無効，有害作用）も含まれているか？ ・どのような方法で評価されたか？ ・適切な単位を用いてコストとアウトカムを評価したか？	■はい　□いいえ　□不明
2. 割引率	
・経時的な分析が行われているか？ ・将来におけるコストとアウトカムに関しては，現在の価値から割り引いて検討されているか？ ・使用した割引率について根拠が提示されているか？	□はい　■いいえ　□不明
3. 結果の評価	
・医療上の意思決定者にとって，正確かつ有用な分析結果が報告されているか？ ・適切な統計解析が行われているか？ ・増分分析が行われているか？ ・分析に伴う仮定および限界について十分な考察が加えられているか？	□はい　■いいえ　□不明
4. 感度分析	
・有意な変数に関しては，感度分析が行われているか？ ・適切な変数および関連性のある変数において変動が認められるか？ ・予想された傾向と一致する所見が得られているか？	■はい　□いいえ　□不明
C. 結果は自分の患者や自分の施設に役立つか？	
1. 研究の結論	
・妥当な結論に到達しているか？ ・分析で入手した結論については，外挿法で日常の臨床に当てはめることが可能であるか？	□はい　□いいえ　■不明
2. スポンサー	
・分析のスポンサーによる偏った影響が認められるか？ ・スポンサーによって支援された分析であるか？ ・製薬企業によって実施された分析であるか？	□はい　■いいえ　□不明

いる降圧薬は100種類以上に及び，薬剤別クラスは8クラスを数える．処方医は，一般にある治療薬が効かなければ，経験によってほかの治療薬に切り替えることが多い．また，長期的な臨床試験による，各薬剤間のエビデンスのある直接比較されたデータが存在していないため，適正な薬剤選択を複雑にしている．今回のシナリオに関する問題を薬事委員会の担当薬剤師として各薬事委員会委員に対してどのような情報を提供することができるか，薬剤経済学に関する論文を批判的吟味し解決することとする（表1）．

Step 1：問題の定式化

＃1．外来患者にとって，薬剤師の介入による適正な高血圧治療薬の選択情報を処方医に提供することは，費用に見合う効果を期待することができるだろうか？

Step 2：情報の収集

高血圧治療薬の適正な薬剤の選択に関するさまざまな論文の中から薬剤費用，診察費用，および有害事象の処置費用を組み込んだAnke Richter PhDらの[3] 5種類の高血圧治療薬に関する薬剤経済学的評価の論文を取り上げることとする．

Step 3：論文の批判的吟味

A．結果は妥当か？

1）研究目的

研究目的は何か？　研究目的が明確に定義されているか？　さらに重要なことは，明確，簡便，評価可能な目的が設定されているか？

⇒この論文では，合併症のない軽症〜中等症高血圧の治療選択肢にAⅡ受容体拮抗薬を加えた場合の効果を検討するため，薬剤費用，診察費用，および有害事象の処置費用を組み込んだ費用−効果モデルをデザインし，血圧コントロールまでの平均期間が短縮され，その平均費用も削減される可能性があるかどうかを研究目的としている．

2）研究の立場

どのような立場で研究が行われたか？　問題を検討するのに適切な立場であったか？

⇒この論文では，方法の欄に「……takes a government or private health care provider organization's viewpoint.……」と記載されており政府および民間保険会社の立場で研究が行われている．

3）研究の方法

どのような方法を使用して薬剤経済学的評価を行ったか（例：費用−効果分析，費用−最小化分析，費用−効用分析など）？　研究テーマに適した分析方法とモデルを使用したか？

⇒この論文では，費用−効果分析である．モデルは，高血圧治療パターンを特定し，判断分析モデルが使用されている．なお，論文に示されている判断樹（Decision tree）

は，あくまで選択薬の選択順番を示しているだけで，実際の判断樹ではないと考える．本来の判断樹の構成としては，まず第1選択薬として5剤の中から確率的に選択され，その使用薬剤に対して，投与3ヵ月後に薬効評価が行われ「管理されている（controlled）」，「管理されなかった（uncontrolled）」，そして「有害事象の発現（Adverse reaction）」と3つの事象が発現し，「管理されている」場合はそのまま治療を継続，「管理されなかった」あるいは「有害事象発現」の場合に確率的に第2の選択薬へ移行することになっていると推測する．なお，第2選択薬の薬効評価も投与3ヵ月後に行われる．以後，第2選択薬の発現事情に応じて治療が継続されるかあるいは，第3，第4，あるいは第5選択薬まで使用されて治療が行われるシナリオが作られている．

以上のことを踏まえて，選択される確率および発現する各事象を組み込んだ判断樹を推定してみると，図1のとおりになる．

4）研究デザイン

研究デザインの内容について記載されているか？　何をデータソースとして使用したか？　臨床試験の範囲内において薬剤経済学的評価を実施する場合，適切な方法で評価が行われているか？

⇒この論文では，テルミサルタンの比較臨床試験から求められている．さらに著者

図1 最適な高血圧治療薬選択のための予測判断樹

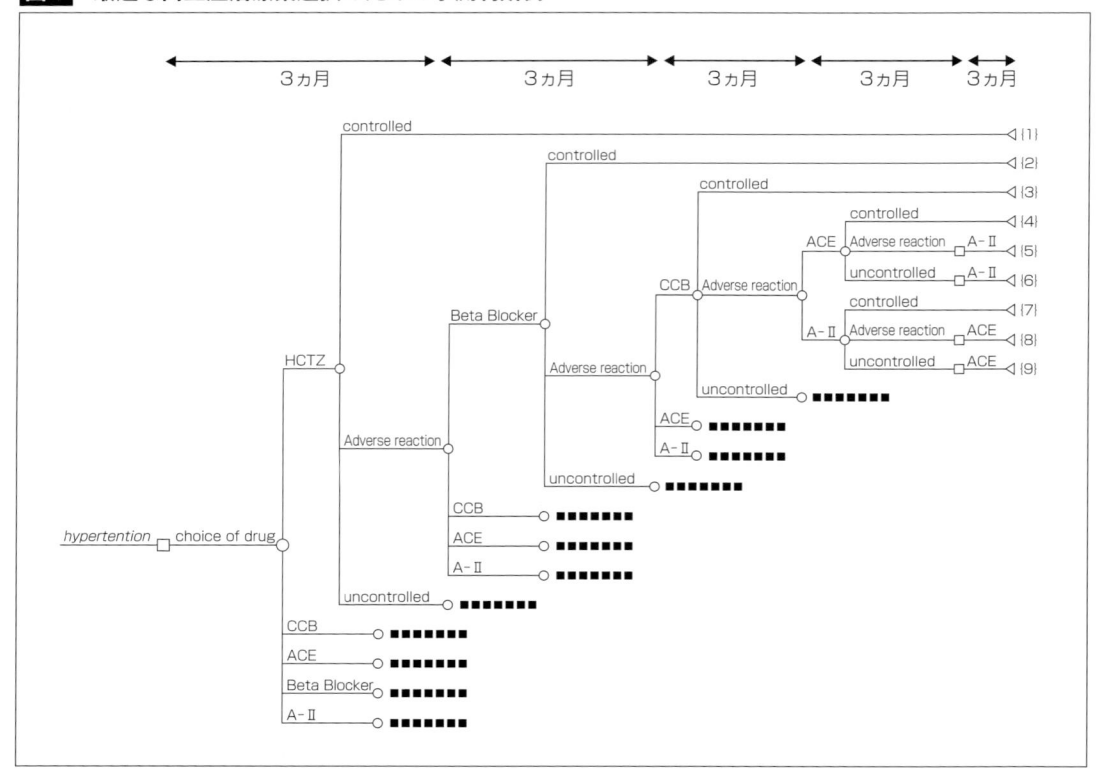

HCTZ＝利尿薬，CCB＝Ca拮抗薬，ACE＝アンジオテンシン変換酵素阻害薬，A-Ⅱ＝アンジオテンシンⅡ受容体拮抗薬

（文献3）より引用）

らはテルミサルタンの臨床試験データをプールし，それらのデータを用いて薬剤の有効性および各対照薬に関連する有害事象の発現率を特定している（表2）．なお，臨床試験では併用療法が実施されていなかったため，単独療法に限定されている．有害事象の処置費用は1名の医学専門家が作成した治療アルゴリズムにもとづいて算出されている．さらに別の医学専門家によって検証されている（表3）．

表2 高血圧治療薬を選択する確率

分類	第1選択療法としての選択	第1選択療法の効果が不十分である場合の第2選択療法としての選択				
		利尿薬（ヒドロクロロチアジド）	β遮断薬（アテノロール）	Ca拮抗薬（アムロジピン）	ACE阻害薬（エナラプリル）	AII受容体拮抗薬（テルミサルタン）
利尿薬（ヒドロクロロチアジド）	0.311	―	0.348	0.14	0.44	0.072
β遮断薬（アテノロール）	0.356	0.31	―	0.082	0.573	0.035
Ca拮抗薬（アムロジピン）	0.072	0.026	0.375	―	0.564	0.035
ACE阻害薬（エナラプリル）	0.239	0.361	0.252	0.297	―	0.09
AII受容体拮抗薬（テルミサルタン）	0.022	0.337	0.288	0.36	0.05	―

（文献3）より引用）

表3 ベースライン分析に用いた基本データ

薬物治療	有効性			費用		
	薬剤の切り替え					
	単独療法時の高血圧コントロール	忍容不可能な有害事象によるもの	単独療法時のコントロール効果不十分によるもの	用量別にみた3ヵ月の薬剤費用	最初の3ヵ月の費用	投薬継続期間中の3ヵ月の有害事象処置費用
Ca拮抗薬（アムロジピン）	0.78	0.01	0.21	（5～10mg）12,474～21,483円	93,500円	11,440円
β遮断薬（アテノロール）	0.7	0.05	0.25	（50～100mg）432～584円	88,440円	4,290円
ACE阻害薬（エナラプリル）	0.53	0.05	0.42	（5～20mg）10,085～15,065円	70,290円	6,270円
利尿薬（ヒドロクロロチアジド）	0.71	0.11	0.18	（12.5～25mg）73～149円	33,110円	6,160円
AII受容体拮抗薬（テルミサルタン）	0.72	0.04	0.24	（40～120mg）12,728～25,456円	36,520円	4,740円

$1＝110円で換算

（文献3）より引用）

5）介入の選択

適切な比較代替案すべてについて検討したか？　個々の比較代替案について完全に報告したか？　適切な比較代替案で省略されたものはないか？　分析立場および試験の臨床的性質に適した比較代替案が選択されたか？

⇒この論文では，合併症のない軽症〜中等症高血圧（拡張期血圧＞90mmHgと定義）をAⅡ受容体拮抗薬（テルミサルタン）で治療した場合の費用および治療成績をほかの4種類の薬剤，すなわち利尿薬（ヒドロクロロチアジド［HCTZ］），β遮断薬（アテノロール），ACE阻害薬（エナラプリル），Ca拮抗薬（アムロジピン）と比較検討されている．現在の高血圧治療薬として適切な比較代替案である．

B．結果はどうだったか？

1）コストと臨床アウトカム

費用と臨床アウトカムに関しては，どのようなデータが報告されているか？　研究の立場に適した費用と臨床アウトカムに関するデータが選択されているか？　負のデータ（投薬無効，有害作用）も含まれているか？　どのような方法で評価されたか？　適切な単位を用いて費用と臨床アウトカムを評価したか？

⇒この論文では，費用と臨床的アウトカムに関しては，血圧コントロールまでの予測期間，QALY（生活の質で調整した生存年），有害事象および特定の順序で薬物治療を選択した場合の総費用について評価が行われている．

2）割引率

経時的な分析が行われているか？　将来における費用とアウトカムに関しては，現在の価値から割り引いて検討されているか？　使用した割引率について根拠が提示されているか？

⇒この論文では，研究期間が15ヵ月と短いため割引率は考慮されていない．

3）結果の評価

正確かつ有用な分析結果が報告されているか？　適切な統計解析が行われているか？　増分分析（一方の医薬品を選択した場合に，追加便益を得るために必要となる追加費用を分析する方法）が行われているか？

⇒この論文では，ベースライン分析では，アムロジピンを除くいずれの一次治療薬についても，その後の治療選択肢にテルミサルタンを処方選択に加えることで，血圧コントロールまでの予測期間が短縮され，予測される総費用も削減されている．テルミサルタンはすべての治療薬の中で，最も早期に血圧コントロールを達成された（表4，図2）．なお，増分費用対効果比は算出されていない．また，主要解析では，QALYは取り上げられていない．しかし，考察でQALYを有効性の評価基準（評価項目）とするサブ解析を実施したが，長期的に比較した便益性についてはデータが得られなかったと記載されている．

4）感度分析

有意な変数に関しては，費用の幅について感度分析が行われているか？　適切な変

表4 血圧治療薬の処方パターンによる血圧コントロールまでの予測期間および予測費用との関連

血圧コントロール到達期間（単位：月）	治療開始時点に処方された一次治療薬				一次治療薬の選択確率に基づく全体の期待効果と費用	AII受容体拮抗薬（テルミサルタン）
	Ca拮抗薬（アムロジピン）	β遮断薬（アテノロール）	ACE阻害薬（エナラプリル）	利尿薬（ヒドロクロロチアジド）		
AII受容体拮抗薬（テルミサルタン）なし	2.84	3.04	3.75	3.41	3.26	—
AII受容体拮抗薬（テルミサルタン）を採用追加	2.83	3.04	3.75	3.41	3.25	2.73
費用総額						
AII受容体拮抗薬（テルミサルタン）なし	331,430円	267,740円	313,060円	228,250円	271,040円	—
AII受容体拮抗薬（テルミサルタン）を採用追加	331,980円	266,860円	312,180円	226,270円	269,729円	263,120円
3ヵ月の維持費用						
AII受容体拮抗薬（テルミサルタン）を採用追加	38,170円	25,080円	32,780円	25,850円	—	33,990円

$1＝110円で換算

（文献3）より引用）

図2 血圧コントロールまでの予測期間および予測費用と各種高血圧治療薬

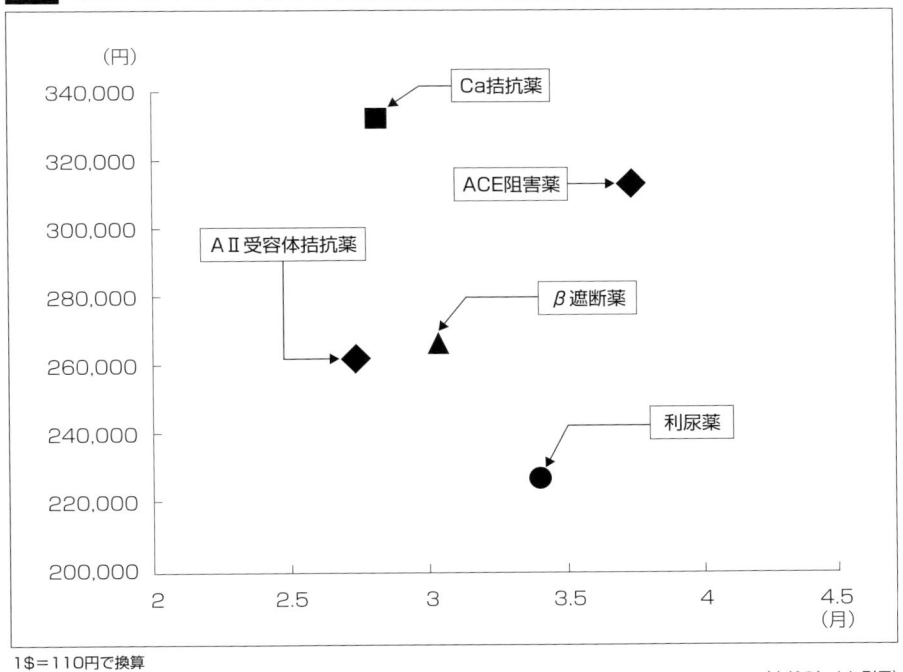

1$＝110円で換算

（文献3）より引用）

数および関連性のある変数において変動が認められるか？　予想された傾向と一致する所見が得られているか？

⇒この論文では，費用の感度分析を実施してモデルの頑健性を明らかにしている．すなわち，(1) テルミサルタンを治療選択肢とした場合，および (2) テルミサルタンが処方可能であれば，初回治療薬としてのテルミサルタンと各種薬剤を比較した場合という2つのシナリオに対して感度分析が行われている．これら2つの特定のシナリオはともに，薬剤の有効率，有害事象の総発現率・個別発現率（および関連費用），個別試験で示された有効率および有害事象発現率，専門医師による第1および第2選択療法薬の選択内容を変数とする感度分析を実施し検討しされている．

とくに感度分析では下記について検定が行われている．モデルの有効期間，テルミサルタンの有効性，アムロジピンの有効性，HCTZのモニタリングにかかる追加費用，有害事象の発現率と処置費用，エナラプリルの価格設定（generic pricing）などである．

C．結果は自分の患者や自分の施設に役立つか？

1）研究の結論

妥当な結論に到達しているか？　分析で入手した結論については，外挿法で日常の臨床に当てはめることが可能であるか？

⇒この論文の研究は，合併症のない軽症〜中等症高血圧のモデルに基づくものである．このモデルは，保険支払い者の立場から，さまざまな高血圧治療薬についての短期間の分析であり，どのような院内採用薬を選択するか比較検討を行うことが可能な薬剤経済分析モデルといえる．しかし，論文からは推測できない，血圧コン

図3　血圧コントロールを得るための単位（月）当たりの高血圧治療薬の総費用

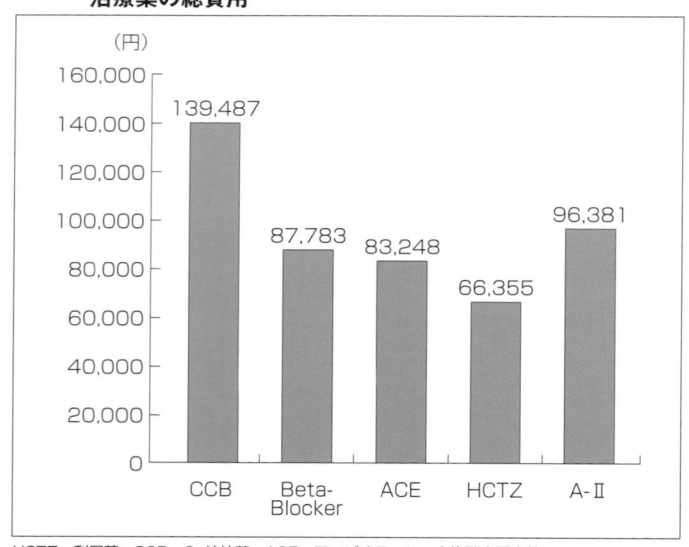

薬剤	費用（円）
CCB	139,487
Beta-Blocker	87,783
ACE	83,248
HCTZ	66,355
A-Ⅱ	96,381

HCTZ＝利尿薬，CCB＝Ca拮抗薬，ACE＝アンジオテンシン変換酵素阻害薬，A-Ⅱ＝アルジオテンシンⅡ受容体拮抗薬

（文献3）より引用）

トロールを得るための1ヵ月当たりの最も費用のかからない選択肢は依然としHCTZである．次いでアテノロール，エナラプリル，テルミサルタンとなる（図3）．以上のことから，有効性に関する確率データは，信頼できる臨床試験を用いて分析されているが，選択肢の確率，および費用については，米国のデータが利用されていることから，医療制度の違いなどを考慮すると日常診療に当てはめるには問題があると思われる．あくまでも意思決定の参考資料とすべきである．しかし，この研究で使用した分析モデルは，標準モデルとして日本でもこのような分析モデルを使用し，日本固有の費用-効果分析を行うことは臨床的にも有用である．

2）スポンサー

分析のスポンサーによる偏った影響が認められるか？　スポンサーによって支援された分析であるか？　製薬企業によって実施された分析であるか？

⇒論文中では，とくに記載はない．

まとめ

　　発表された研究の質を評価することは可能であるが，これを一般化して個々の医療機関に適用することはきわめて困難である．医療内容の違い，患者集団，薬剤費，医療材料費などについて，医療機関間で相違がある．研究の中で示されている血圧コントロールまでの期間，費用節減は，日本の医療制度の中では直接個々の医療機関や目の前の患者に当てはめることはできないであろう．しかしながら，これらの研究手法の多くは，有用かつ有意義なものである．研究の中で提示されている方法論を使用し，医療機関固有の変数に置き換え，規模を縮小化した評価を行うことにより，費用節減あるいは費用効果比について正確な予測を行うことは可能である．とくに，薬剤経済学の大きな特徴に，判断分析モデルを構築することにより，院内採用薬剤の決定資料を実際にシミュレーションすることにより，効果と費用を統合した基礎情報となり，薬剤選択に利用することも可能となる．

文　献

1) Michael F Drummond PhD, W Scott Richardson MD, Bernie J O'Brien PhD, Mitchell Levine MD, Daren Heyland MD：User's Guides to the Medical Literature Ⅷ. Hoe to Use an Article on Economic Analysis of Clinical Practice. A：Are the Results of the Study Valid? JAMA, 277 (No.19)：1552-1557, 1997

2) Michael F Drummond PhD, W Scott Richardson MD, Bernie J O'Brien PhD, Mitchell Levine MD, Daren Heyland MD：User's Guides to the Medical Literature Ⅷ. Hoe to Use an Article on Economic Analysis of Clinical Practice. B：What Are the Results and Will They Help Me in Caring for My Patients? JAMA, 277 (No.22)：1802-1807, 1997

3) Anke Richter PhD, Kathleen Gondek PhD at al：Mild-to-Moderate Uncomplicated Hypertension：Further Analysis of A Cost-Effectiveness Study of Five Drugs. Manage Care Interface, 14 (7)：61-69, 2001

臨床薬剤経済学

定価(本体2,500円＋税)

2013年8月29日　第1版第1刷発行

共著者　上塚芳郎・井上忠夫©

発行者　藤原　大

印刷所　ベクトル印刷株式会社

発行所　株式会社　篠原出版新社
〒113-0034　東京都文京区湯島2-4-9 MDビル
電話（03）3816-5311（代表）　郵便振替 00160-2-185375
E-mail：info@shinoharashinsha.co.jp

乱丁・落丁の際はお取り替えいたします。
本書の全部または一部を無断で複写複製（コピー）することは、著作権・出版権の侵害になることがありますのでご注意ください。

ISBN 978-4-88412-368-0　　Printed in Japan